跟腱疼痛的
评估与康复训练指南

[英] 保拉·克莱顿（Paula Clayton） 著

王昊 译

U0300314

人民邮电出版社

北京

图书在版编目（CIP）数据

跟腱疼痛的评估与康复训练指南 ／（英）保拉·克莱顿（Paula Clayton）著；王昊译. -- 北京 ：人民邮电出版社，2022.6（2024.7重印）
ISBN 978-7-115-59058-9

Ⅰ. ①跟… Ⅱ. ①保… ②王… Ⅲ. ①跟腱—运动性疾病 Ⅳ. ①R686

中国版本图书馆CIP数据核字（2022）第058510号

免责声明

本书内容旨在为大众提供有用的信息。所有材料（包括文本、图形和图像）仅供参考，不能替代医疗诊断、建议、治疗或来自专业人士的意见。所有读者在需要医疗或其他专业协助时，均应向专业的医疗保健机构或医生进行咨询。作者和出版商都已尽可能确保本书技术上的准确性以及合理性，并特别声明，不会承担由于使用本出版物中的材料而遭受的任何损伤所直接或间接产生的与个人或团体相关的一切责任、损失或风险。

内 容 提 要

　　跟腱是人体最容易产生疼痛和损伤的部位之一。本书首先介绍了跟腱的解剖结构，然后分析了引发跟腱疼痛的原因、跟腱疼痛的类型及发展的三个阶段，最后提供了针对不同类型跟腱疼痛的自我评估、软组织放松及康复训练方法。不论是受困于跟腱疼痛的普通人，还是体能训练与运动康复领域的专业人员，均可从本书中受益。

◆ 著　　　　　［英］保拉·克莱顿（Paula Clayton）

　　译　　　　　王　昊

　　责任编辑　刘　蕊

　　责任印制　周昇亮

◆ 人民邮电出版社出版发行　　北京市丰台区成寿寺路 11 号
　　邮编　100164　　电子邮件　315@ptpress.com.cn
　　网址　https://www.ptpress.com.cn
　　涿州市般润文化传播有限公司印刷

◆ 开本：700×1000　1/16
　　印张：7　　　　　　　　　2022 年 6 月第 1 版
　　字数：113 千字　　　　　2024 年 7 月河北第 3 次印刷

著作权合同登记号　图字：01-2021-6908 号

定价：69.80 元

读者服务热线：(010)81055296　印装质量热线：(010)81055316
反盗版热线：(010)81055315
广告经营许可证：京东市监广登字 20170147 号

目录

致谢

阿曼达·斯托特（Amanda Stott）投入了大量的时间来帮助我把本书内容变得通俗易懂。她去除了非常多的专业术语表达，并且重新对各个章节的顺序进行了调整，好让每个人都能更容易地理解书中内容，对此我感激不尽。此外，阿曼达还是一位杰出的运动员，在世界各地参加了多项马拉松与铁人三项赛事。

我还要感谢莲花出版社（Lotus Publishing）的约翰（John）。在简短讨论之后，他鼓励我开始写作本书，即"自我解决问题"（Fix your own）系列图书的第一本。而本书针对的是受困于跟腱疼痛的人们。

特别感谢参与我的课程的人们。"保拉，我多希望能把你放进我的口袋，然后到哪里都带上你。"正是在他们对我说了这样的话之后，我才第一次萌生了写作本书的想法。

由衷感谢丽兹·奎肯登（Liz Quickenden）帮助我拍摄了其中一部分照片，也同样感谢苏菲·库克（Sophie Cook）和艾米莉·尼布斯（Emily Knibbs）作为本书模特出镜。最后，我必须感谢跟腱病领域的研究者们，正是有了你们不懈的工作，我们方能认识、理解这个如此复杂的主题。

前言

在我写作的第一本书《骶髂关节与梨状肌运动功能障碍评估与纠正指南》获得成功之后，竟然有很多被此类问题困扰的患者买了书来尝试"自我救助"，这一点令我十分惊讶。不过，作为一个同样被骶髂关节的问题折磨的人，我其实对此也很能够理解。所以基于这个经验，我决定这次要为此做些什么，于是便开始推出一系列"自我救助"类图书，现在你手中拿的就是其中的第一部。

我能够想象，你在买这本书之前一定经历过反复发作的跟腱疼痛，而且无法解决。如果确实是这样，那么本书对你而言就再适合不过了。在本书中，我已经纳入并精简压缩了物理治疗实践中的"现阶段"知识（这要归功于杰出的跟腱病领域的研究者们），以帮助你理解身体的问题为何会产生，以及有哪些潜在的原因会引起这些问题。这样一来，以后你就会更清楚地意识到自身行动会如何造成对跟腱的刺激，并引发疼痛。因为研究一直在发展，我用了"现阶段"这个词，以帮助我们能越来越好地理解人体。而你在书中看到的内容都是来自研究者的最新建议，相关引用都会明确地用带括号的数字标注出来。

在整本书中，当我提到"物理治疗师"时，指的是骨骼肌肉领域的医疗从业者（包括物理治疗师、软组织治疗师、运动治疗师、运动整骨医师和运动整脊医师等）。如果读了本书之后，你还是不清楚自己的问题是什么，那么我强烈建议你去寻求上述专业人士的帮助，以找出引起疼痛的原因。另外，如果想在进一步处理前更安心，可以寻求运动物理治疗师的指导。但如果你确实患有跟腱病，本书建议的内容（关于软组织治疗与康复训练）和你的物理治疗师给你的建议应该是一样的。

我希望你能通过本书去了解引起疼痛的原因，以及为何你会持续感受到疼痛，并帮你重新回归到你所热爱的活动。更重要的是，帮你降低跟腱在未来受伤的风险。所以，系统地学习本书内容吧，每一章都会指引你走近正在寻求的答案。

祝阅读愉快！

第1章

跟腱的结构究竟是怎样的？

跟腱是一条坚固的条状结缔组织，将肌肉连接到骨骼。作为小腿三头肌的共同肌腱（腓肠肌与比目鱼肌）（见图1.1和图1.2），跟腱还是人体中最长（大约15cm）、最强韧的肌腱。用手在小腿后面沿着朝脚跟的方向向下摸，就能触摸到跟腱。

在对速度与力量表现[1]要求很高的运动中，例如跳跃、跑步等，跟腱被设计用来增强或吸收力的效应（具体程度根据不同情况而定）。

当我们以脚趾支撑身体时，小腿三头肌收缩，同时跟腱向上拉动跟骨。在跑步时脚的蹬地阶段，跟腱会承受相当于7倍身体重力的冲击力。再联系随着年龄增大小腿三头肌会明显变弱的客观事实，跟腱经常受伤也就不难理解了。

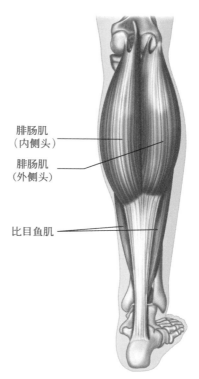

腓肠肌
（内侧头）

腓肠肌
（外侧头）

比目鱼肌

图1.1　跟腱是小腿三头肌的合并肌腱，附着在跟骨上

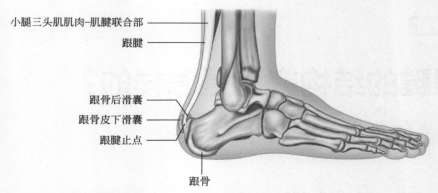

小腿三头肌肌肉–肌腱联合部

跟腱

跟骨后滑囊

跟骨皮下滑囊

跟腱止点

跟骨

图1.2 小腿三头肌/跟腱复合体

第2章

是什么引发了我的疼痛?

跟腱病是描述跟腱过度使用损伤的一个集合术语,它可导致脚跟后面或上方的疼痛、僵硬与酸痛,并且能影响任何年龄段的人群——无论所做运动是什么类型或多大的总量。

接下来的章节会帮你确认自己所感受到的疼痛是否是跟腱病造成的,并且确定所患跟腱病的类型、损伤的严重程度及引发现有损伤的可能因素。

也许你热爱训练与竞技,但跟腱病可不只会影响高度活跃的人群。事实上,连度假时穿人字拖或者跟孩子一起跑来跑去,都可能让你在这之后初次体验到跟腱病发作。不过,无论原因是什么,只要你拿起了本书去深入理解损伤是如何发生的,以及你能对此做什么,就一定有改善的机会!

让我们开始: 是什么引发了你的疼痛?

要确定你是否患有跟腱病和发现跟腱病的准确位置,请阅读下列问题和图 2.1,然后利用它们去确认跟腱是不是你的疼痛来源。

1. 在晨起的时候你是否会感觉到疼痛部位很僵硬,并且通常在起身走路几分钟后会缓解(但僵硬也可能持续更长时间),以及疼痛区域被轻柔按压时会引起酸痛(注意:跟腱在被按压时基本上都会产生不舒服的感觉,所以这并不能作为一个唯一的评估标准)?

□ 是 / □ 否

2. 你的跟腱上是否存在针刺般的疼痛且疼痛位置固定不变？

□ 是 /□ 否

哪个位置感受到疼痛？

触按测试

记住，跟腱按上去多多少少会有些酸痛！

1. 是否一侧跟腱比另外一侧更痛？疼痛区域是否局限于某一特定区域（见图 2.1）？

□ 是 /□ 否

2. 当你早上刚醒来和下床走前几步的时候，跟腱是否会僵硬或疼痛？

□ 是 /□ 否

3. 在疼痛的一侧是否出现了肌肉萎缩的现象？

□ 是 /□ 否

是——很可能是跟腱病

否——不太可能是跟腱病

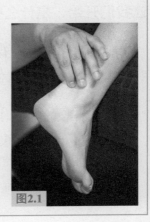

图2.1

1. 你的跟腱上是否有肉眼可见的疼痛结节或者条索?活动脚踝时是否有弹响?

□ 是 /□ 否

2. 你是否会感受到来自跟腱中部或其止点(脚跟后面)的疼痛(见图 2.2)?

□ 是 /□ 否

3. 你是否会感受到跟腱上有钝痛或抽动般的疼痛[2]?

□ 是 /□ 否

4. 你感受到的疼痛是否会随着活动加剧[2]?

□ 是 /□ 否

5. 你感受到的疼痛是否会随着休息缓解[2]?

□ 是 /□ 否

6. 你在下楼梯时是否会感受到疼痛[3]?

□ 是 /□ 否

注:如果疼痛并不是可定位的(在某一特定区域,见图2.2和图2.3),那么它就不是跟腱疼痛!

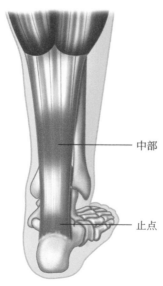

中部

止点

图2.2　跟腱病在中部和止点的疼痛位置

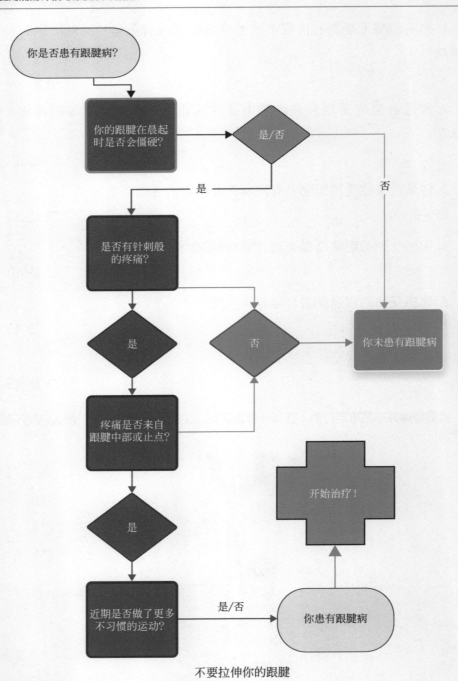

图2.3 你是否患有跟腱病——思维导图

跟腱病究竟是什么？

跟腱病是一种常见的过度使用损伤，并且可能影响到任何人——从大众到运动员（在男性耐力项目运动员中最为常见）。它也可影响到任何年龄段的人群。跟腱中部是最常出现症状的位置（脚跟上方 2 ~ 7cm），因为此处血液供应相对较差[4]。此外，症状也可出现在跟腱与跟骨的连接处（止点，见图 2.2）。

当症状持续存在超过 6 周，可称之为慢性跟腱病。

我们目前尚未充分了解跟腱病的确切病因。但研究者告诉我们的是，当跟腱不能耐受它自身所承受的负荷时，跟腱病便会出现。跟腱本身是被设计用来承受负荷的，但过多的拉伸 / 回弹（张力性负荷）或挤扁 / 压缩（压迫性负荷）[5,6] 可能会导致过度使用并引起跟腱病——跟腱会受损且不能耐受负荷，也会以变得僵硬与疼痛这种方式来表现出问题。

通常酸痛会在两个位置之一出现：（1）如果你能在脚跟后面（跟腱附着在跟骨的位置）感受到疼痛，那么你患有的是止点 / 压迫性跟腱病；（2）如果疼痛来自跟骨之上 2 ~ 7cm 的位置，那么你可能患有中部跟腱病（见图 2.2）。

如果你感觉到了酸痛却忽视身体的警告征象，并继续让跟腱过度负荷，那么跟腱会被损害，并且会在尝试修复自身时形成可被触诊到的结节或条索。这一结构性损害反映了修复自身的尝试失败[7,8]，跟腱在此处可能已经存在炎症与退化。

在图 2.4 中，我们可以清楚地看到，未损伤的"正常"的跟腱纤维呈现平滑整齐的排列方式，而相比而言，"异常"的跟腱纤维显示出了杂乱无序的排列方式。能在跟腱中看到或触摸到的结节就是这些异常的跟腱纤维的表现，是它们在尝试愈合的过程中逐渐增厚了。

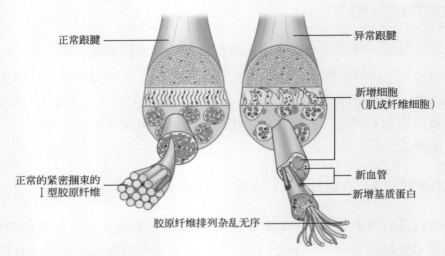

正常跟腱

异常跟腱

新增细胞
（肌成纤维细胞）

新血管

新增基质蛋白

正常的紧密捆束的
Ⅰ型胶原纤维

胶原纤维排列杂乱无序

图2.4　正常与异常的跟腱结构

　　中部跟腱病（见图 2.5）发生于跟骨（止点）之上 2 ~ 7cm 的位置。此位置是疼痛与僵硬最常出现的地方[9,10]，而且就像前文提到的，跟腱病通常在跟腱承受了极大弹性负荷（例如跳跃、单腿蹦跳、跑步）之后出现。也正是在此位置，跟腱形成了很多微小的损伤，而且没能完全修复自身。微小损伤持续存在（由于运动在继续），最终导致跟腱病。

　　参与诸如羽毛球[11]这类包含大量跑动、跳跃与变向的运动时，比赛场数忽然增加或在某场比赛中为了打得更好而提升了运动强度，都可能导致跟腱病。

　　由于具有大量反复脚触地承重这一本质特征，短跑和长跑也是跟腱病的常见诱因[12]。举例来说，忽然从越野跑转换成公路跑，忽然从平地跑转换成山地跑，忽然提升了跑速，以及停训两周后忽然回归原有的跑步节奏，都可能引起跟腱病。

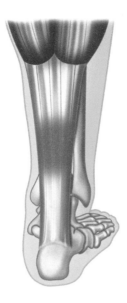

图2.5　中部跟腱病的发生位置

症状局限在跟腱中部 [13] 而且有以下典型表现：

● 保持一段时间的静止姿势（例如睡觉、久坐）后，在站立和行走时可感受到跟腱僵硬；

● 在训练课开始时能感受到僵硬与疼痛，但随着运动继续会有所缓解；

● 随着跟腱损伤加重，最初只在运动（即使只是像走路这一类运动）结束时出现的疼痛会变为在整个运动过程中持续存在 [14]；

● 你可能不得不中止身体活动或锻炼 [14]。

以下内容可能已经被你的物理治疗师或医生评估过：

● 在跟骨上方 2 ～ 6cm 的位置能触诊到疼痛 [2,15,16]；

● 当向上和向下屈曲脚踝时，肿胀位置会随着跟腱一起移动 [15]——这被称为"阳性疼痛弧征"；

- 当脚背轻微下垂时，可以触诊到疼痛；当把脚背向上拉起（脚趾靠近膝关节）时，疼痛会消失——这被称为"阳性皇家伦敦医院测试"[15]；

- 当被要求用脚趾支撑身体（提踵）时，会很难做到[16]；

- 你会被要求尽可能多地重复提踵，并且对比受累侧与另一侧能完成的次数；

- 受累一侧能完成的次数会比另一侧少[16]。

止点跟腱病（见图2.6）与内侧跟腱病（由于极为贴近的跖肌，见图2.7）是跟腱受到压迫的常见例子[17]。在这种情况中，跟腱下部组织在跟骨后侧被挤压。因此，康复训练方案应当避免包含跟腱受到压迫的内容，例如前脚掌踩在台阶边缘让脚跟下落（脚跟在台阶边缘下落会拉伸跟腱和足底筋膜，并对跟骨后侧施加压力），或者小腿后侧肌群拉伸。

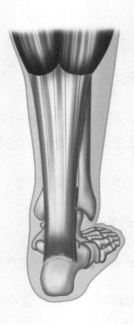

图2.6　止点跟腱病的发生位置

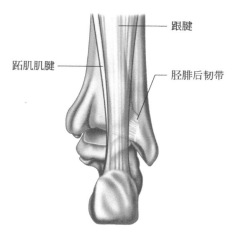

跟腱

跖肌肌腱

胫腓后韧带

图2.7　跟腱与跖肌的关系

踝关节背屈、赤足行走或在沙滩上走路等都会增加跟腱在跟骨处受到的压迫，所以穿鞋跟有一定高度（6 ~ 12mm）的鞋子会减轻你的疼痛[14]。这是由于跟腱的长度被缩短了，减轻了拉伸引起的压迫力。当踮脚小跳时，你不太可能感受到疼痛（在运动过程中，跟腱处于缩短状态）。因此，通过按摩来改善肌肉柔软度和长度非常重要[18]。

症状会局限在脚跟后侧而且典型表现为：

● 保持一段时间的静止姿势（例如睡觉、久坐）后，在站立和行走时会感受到跟腱僵硬；

● 在训练课开始时会感受到僵硬与疼痛，但随着运动继续会有所缓解[14]；

● 当跟腱损伤加剧，疼痛会由最初的只在运动（不管是否只是走路之类的运动）结束时出现，变为在整个过程中持续存在；

● 你可能不得不中止身体活动或锻炼[14]。

跖肌及它和跟腱的关系

跖肌肌腱通常较为细小，并且紧贴跟腱内侧。有些人的跖肌肌腱可能增粗并挤压到跟腱，而另一部分人的情况则可能是跖肌肌腱被包裹在跟腱的肌腱膜（围绕跟腱的腱鞘）内。在这两种情况中，挤压都可能诱发跟腱病[19-21]。所以，如果你重复经历过反复出现又消失的小腿后侧肌群疼痛，并且单脚或重复提踵后的脚跟下落触地阶段很难受（伴随位于跟腱内侧的疼痛），那么要记得和你的物理治疗师提到这一点。因为这意味着问题可能涉及跖肌（干预方法与止点跟腱病相似）。

第3章

损伤是如何形成的?

有很多因素可能引发跟腱的问题,其中有些我们能够影响和改变,而另一些相对就没那么好干预,例如由于正常老化或者之前损伤引起的跟腱退行性改变 [22,23]。其他可能会影响跟腱状况的因素如下所述。

健康与医疗状况

- 糖尿病——患跟腱病的风险增高。

- 风湿性关节炎——与止点跟腱病相关。

- 体重指数增大——体重指数(身高,体重)越大,患跟腱病的风险越高。

- 服用氟喹诺酮类抗生素 [24]。

- 摄取类固醇 [25]。

下列因素会增加损伤风险,但同时也是自己能够在一定程度上控制的。

体能

- 停止训练一段时间(例如 2 周假期,生病)后,在重新开始跑步时直接尝试停训前的训练强度。

- 增加跑步的距离、速度、训练或比赛频率,并且身体负荷周期之间没有设置充分的恢复时间 [26–29]。

- 频率提高——高负荷训练多于每周 5 次。

- 在疲劳状态下继续进行高负荷运动——例如在一堂充实的训练课结束时进行短距离冲刺跑。

● 单次高强度训练。

- 首次进行长距离上坡跑步的训练课。

- 训练方式改变——过早地引入快速伸缩复合训练（跳跃类型）。

● 跑步地形（例如室内、山地、柏油路面）改变——需要循序渐进地引入。

- 表面改变——开始沙滩跑。

● 小腿后侧肌群紧张或薄弱（见第 33 页相关内容）。

- 在肌肉紧张的情况下进行训练——例如在大重量训练课之后。

● 髋关节稳定性不足（见第 31 页相关内容）。

● 踝关节僵硬、不稳或薄弱 [30-33]（见第 28 页相关内容）。

● 身体未能适应过度负荷（练得太多、太早、太快）。

● 技术错误（发生在跑步、跳高、网球、壁球等运动中）。

环境因素

● 换了不同的鞋子或不适合运动的鞋（例如人字拖、磨损严重的鞋、不合脚的鞋）。

- 鞋子的支撑不足或过于僵硬。

第4章

我患有的跟腱病有多严重？

理解跟腱病的三个阶段

现在你知道自己患有跟腱病了。肌腱病其实可以发生在身体中的任一肌腱，只要该部位过度负荷了。知道肌腱病的三个阶段是哪些会很有帮助，这样你就能了解当前自己处于哪个阶段及损伤是如何发生的。

1. 反应性肌腱病阶段[34]

你第一次经历肌腱疼痛通常会是在忽然进行了某次不习惯的活动之后，并且该活动给肌腱带来的负荷超过了其能耐受的限度（高刺激性）。肌腱组织为了去尝试响应这一不习惯的负荷，会拉紧自身。这个阶段值得留意，因为此时肌腱仍然有能力去修复自身。

总的来说，反应性肌腱病阶段有以下特征：忽然出现；高刺激性；常影响 15 ~ 25 岁的人群。

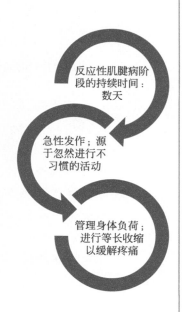

反应性肌腱病阶段的持续时间：数天

急性发作：源于忽然进行不习惯的活动

管理身体负荷；进行等长收缩以缓解疼痛

这个阶段的持续时间相对较短（5 ~ 10 天）。

（1）在突然开始不习惯的身体活动后出现（拉力或压力超负荷）[35]。

    a. 平时不运动的人忽然决定开始跑步。

    b. 肌腱受到直接撞击（踢球、铲球）。

    c. 跑步或行走距离大幅增加。

    d. 休息天数减少（1 周里进行多于 1 场网球比赛）。

    e. 训练方式改变（引入爬坡或速度训练）。

    f. 1 周内的跳跃和落地重复次数明显增高。

    g. 生病停训的运动员企图重新开始原来的训练方案。

（2）对过度负荷产生了短期适应——肌腱的一部分增厚以应对刺激。

    a. 肌腱增厚能提升其刚性并减少应力，对其本身来讲是有益的。

    b. 如果产生过度负荷的活动能够充分减少，或者训练刺激之间能安排足够的休息，那么肌腱是可以恢复正常的。

（3）肌腱出现疼痛，并且只在某一部位疼痛，即使受到负荷疼痛也保持只在该部位出现 [如果疼痛不是局部的（限定在特定部位），就不属于肌腱疼痛]。

（4）如果疼痛随身体负荷增加而加重，也是对肌腱疼痛的一种印证。

（5）训练应当循序渐进，以预防复发。肌腱在受到负荷刺激后的 24 小时内如何反应是非常重要的；你可能在跑步时感觉良好，但下一天就会出现疼痛。

（6）在这个阶段，等长收缩练习（见第 7 章相关内容）可以缓解跟腱疼痛并保持肌肉力量。此时，应避免压迫跟腱（将跟腱向跟骨按压），并且不要拉伸小腿后侧肌群。

2. 肌腱失修阶段[34]

如果你没有倾听身体的警告信号，并且肌腱继续过度负荷，那么在反应性肌腱病阶段之后通常会出现此阶段。

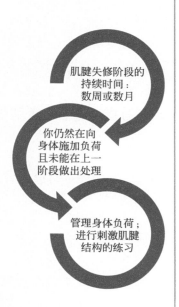

肌腱失修阶段的持续时间：数周或数月

你仍然在向身体施加负荷且未能在上一阶段做出处理

管理身体负荷；进行刺激肌腱结构的练习

此阶段中，肌腱在尝试修复；组织在尝试转化，但却开始分解。

总的来说，肌腱失修阶段有以下特征：中度肌腱病；常影响 20 ～ 35 岁的人群。

这个阶段可持续数周或数月。

（1）与反应性肌腱病阶段相似，但肌腱结构的破坏程度更大。

（2）在年轻人群中有报告出现慢性过度负荷肌腱 [36-40]。

（3）体现为肌腱增厚且在某一区域出现更多局部改变。

（4）与身体接受负荷的频率、量及时长都有重大关系。

（5）更年长且肌腱更为僵硬者在相对较低的负荷条件下也容易进入肌腱失修阶段。

（6）通过身体负荷管理及刺激肌腱结构的练习，仍然有机会逆转损害 [41-42]。

3. 退化性肌腱病阶段[34]

此阶段体现了肌腱对长期过度负荷的反应。此时会有大范围的细胞死亡与组织解体，在医学影像中肌腱看起来如同被虫蛀一般，肌腱修复的概率很低。

典型代表是一个中年业余运动员患有局部（孤立存在于某一区域）跟腱疼痛与肿胀。然而，更年轻的人群或者精英运动员若是跟腱长期过度负荷，也可能发展至退化性肌腱病阶段。

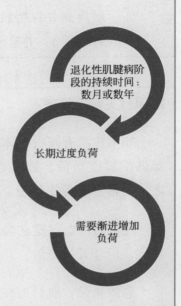

退化性肌腱病阶段的持续时间：数月或数年

长期过度负荷

需要渐进增加负荷

这个阶段可持续数月或数年。

（1）在这个阶段，肌腱更倾向于无痛，但是会出现摩擦音且容易被刺激到。

（2）如果受力不正确，肌腱仍然可以出现反应性肌腱病阶段的表现（见前文）。强调力量之前应当先解决此问题。

（3）可能有一个或多个结节区域，伴随或不伴随整体增厚。

（4）在过去出现肌腱反复疼痛的时期，改变肌腱负荷通常只能缓解症状到重返运动的程度。

（5）如果损伤范围足够大，或者负荷过高，则可能引起肌腱撕裂。为了降低撕裂的可能性，你需要通过渐进增加负荷的训练来提升健康组织承受负荷的能力。

（6）小腿后侧肌群的力量与爆发力会有所降低，因此有必要关注力量能力的提升。

第5章

灵活性、稳定性与体能测试——为康复训练做准备

现在你知道了：（1）自己患有跟腱病；（2）为何它会产生。下一步就是学习如何进行自我康复训练。

要为自我康复训练做准备，首先需要了解你自己的"起始点"，这关系到以下关键的身体因素：灵活性、稳定性，以及力量或耐力能力。

实施下列评估能帮助你找出康复训练方案中应当关注的关键部分。

灵活性测试

无论你是要规律训练还是仅仅走路去商店，关节能完成良好的动作都很重要。由软组织（肌肉和筋膜）紧张或关节僵硬引发的活动度降低会影响到身体作为整体如何运动。如果你有跟腱病，那么，弄清这些限制是否会影响到踝关节动作幅度是很重要的。

踝关节的灵活性测试

你的踝关节的灵活性如何?

1. 双腿分开站立,脚尖朝向墙壁。

2. 保持测量侧(前侧)脚跟不离地。

3. 屈膝下蹲,使测量侧(前侧)膝盖贴墙,身体重量向前压(见图5.1)。

4. 记住——不要抬起测量侧(前侧)脚跟。

5. 测量并记录测量侧(前侧)大脚趾和墙之间的距离(记得把墙下方
   的踢脚板计入,如果有的话)。

测量的距离应当大于12cm,脚踝才能正常运动。接着对另一侧踝关节
的灵活性进行测试并与之前的结果进行对比。

你的测量结果是否大于12cm?

☑ 踝关节的灵活性不太可能是你应当担忧的问题。

☒ 你可以用第7章的内容来改善踝关节的灵活性。

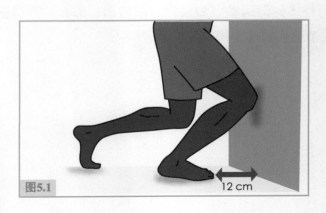

图5.1　　12 cm

大脚趾的灵活性测试

你的大脚趾的灵活性如何?

　　1. 站立或坐位,双脚平放于地面。

　　2. 将大脚趾抬离地面,同时确保其他脚趾放松地放在地面上(见图 5.2)。

　　3. 你能完成这个动作吗?

　　☑ 很棒——你能够控制大脚趾的运动。

　　☒ 把这个练习加入康复训练方案中。

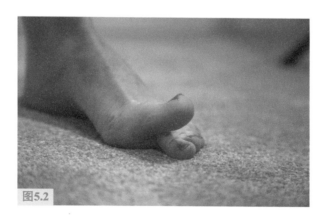

图5.2

　　1. 现在坐下,然后把一只脚放在对侧膝盖上。

　　2. 保持上抬的脚放松,然后用手指把该脚的大脚趾抬到治疗师所展示的相同位置(见图 5.3)。

　　3. 你能把大脚趾抬起超过 70° 吗?

　　☑ 大脚趾的灵活性不太可能是你要担心的问题。

　　☒ 你可以在康复训练方案里加入改善大脚趾灵活性的练习。

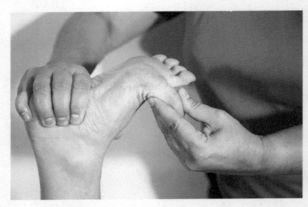

图5.3　大脚趾的被动活动幅度。图中展示的是大约90°的大脚趾伸展幅度（正常伸展幅度为70°以上）

稳定性测试

　　良好的关节灵活性很重要，关节稳定性也一样重要。在走路、跑步、跳跃及单脚小跳等运动中脚触地时，这些动作中产生的力会被足踝复合体吸收，并通过腿部向上传导至骨盆，并由此散布到整个身体。骨盆稳定性训练也是康复训练方案中很关键的一部分，所以你得在实施康复训练方案之前确定自己的骨盆稳定程度。

骨盆稳定性测试

1. 躺在地板上，屈曲双膝。

2. 用5s将臀部缓慢抬离地面至躯干与大腿呈一条直线（见图5.4），接着保持5s，最后用5s恢复至起始姿势。

3. 你能够以流畅且有控制的方式完成整个动作吗？

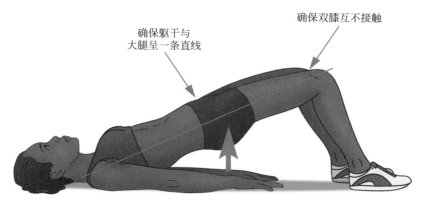

确保躯干与
大腿呈一条直线

确保双膝互不接触

图5.4　骨盆稳定性测试

是。如果你能用单腿完成同样的动作且具备同等稳定性，那么你不太可能有骨盆稳定性的问题。

否。你可以把此练习添加到康复训练方案中。

体能测试

如果你想使跟腱康复，那么良好的全身力量与耐力很重要，且下肢力量与耐力尤为重要。

确定自己当前的力量与耐力水平是康复训练中非常关键的一个环节。利用下列测试，你可以测定自己的体能基准线，并以此为起始点。随着疼痛与紧张的缓解及变得更加强壮，你将观察到自己的进步。

你如何知道自己当前的体能水平是怎样的?

1. 对有疼痛的一侧腿实施接下来的体能测试（见图 5.5）。

   a. 面朝墙壁单脚（有疼痛的一侧）站立并保持平衡。

   b. 踮起脚尖（提踵）并确保重量压在第二脚趾上。

   c. 你应当有能力完成 30 ~ 50 次提踵，动作节奏为：2s 上抬，
      2s 保持，2s 放回地面（在地板上做，不是在台阶上）。请在
      地板上做这个练习，现阶段不要尝试在台阶边缘下降脚跟。

2. 如果你无法完成 30 次提踵，说明你的力量还是比较薄弱的。
   请记录你现在能做多少次提踵（以此作为基准线）。

3. 如果你无法完成单腿提踵，请尝试完成下方展示的双腿提踵
   （见图 5.6）。

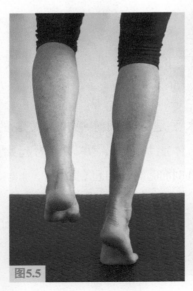
图5.5

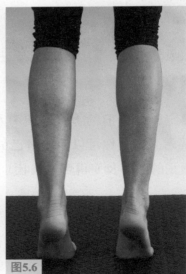
图5.6

单腿提踵体能测试

你能完成30~50次单腿提踵吗？

能。

1. 能重复完成多少次？请记录下来。

重复次数	日期

2. 进阶到更高负荷体能测试（见后文）。

不能——由于力量薄弱还是出现了疼痛？

1. 能重复完成多少次？请记录下来，并以此作为基准线。

重复次数	日期

2. 休息10min后，进行双腿提踵体能测试（见后文）。

双腿提踵体能测试

你能完成30~50次双腿提踵吗？

能。

1. 能重复完成多少次？请记录下来。

重复次数	日期

2. 进阶到更高负荷体能测试（见后文）。

不能——由于力量薄弱还是出现了疼痛？

1. 能重复完成多少次？请记录下来，并以此作为基准线。

重复次数	日期

2. 从双腿等长收缩练习开始（见第7章相关内容）。

运动员们请注意!

1. 运动水平更高的人能承受更高的负荷,因此可以进阶到原地小跳测试来让疼痛重现(见图 5.7)。

2. 对部分运动员而言,重复进行测试(多次小跳或跳跃)或在一堂训练课结束后进行测试会得到更有价值的信息——具体咨询物理治疗师。

3. 如果你是一名运动员,你可能需要在跑步机上进行动作分析测试,或者利用视频对跳跃及其他能激惹出症状的专项动作进行分析——具体咨询物理治疗师。

高负荷体能测试

针对跟腱病,里约(Rio)建议进行下列测试 [43]。这些也可能是你的物理治疗师会去评估的内容。

1. 进行原地小跳测试(见图 5.7)。

2. 以较大负重进行提踵保持测试;如果跟腱止点处出现疼痛,则进行跖屈位的提踵保持测试(见图 5.8)。

3. 立即重新进行原地小跳测试。

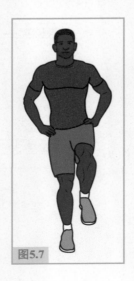

图5.7

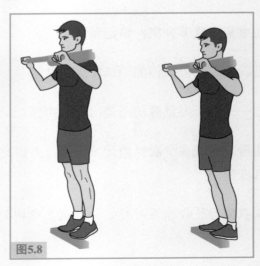

图5.8

第6章

针对中部与止点跟腱病的自我治疗

解决疼痛问题的确很关键，然而仅关注疼痛对肌肉薄弱、抑制或组织健康（对于让肌腱能够承受正常负荷来说，这些因素是很关键的）并没有什么改善作用，还可能导致疼痛复发[44]。而等长收缩训练却能提供改善上述所有方面的身体刺激输入。

请注意：等长收缩训练能引发即刻的疼痛缓解且能减少皮质抑制，因此可以改善力量[45]。

你能在第 7 章找到有关等长收缩训练的信息。

下列治疗方法在研究文献中有中等证据支持且你可能已经尝试过了，因而不在本书探讨范围之内。

1. 应用低功率激光疗法缓解疼痛与紧张（中等证据 *）。

2. 应用离子电渗疗法结合地塞米松缓解疼痛并改善功能（中等证据）。

---

* 译者注：循证医学证据等级中的分级。

书中涵盖的为拥有研究文献强证据及专家意见支持的疗法[46]。

1. 当涉及"肌腱"时，负荷（例如等长收缩练习）可以是治疗的选择之一（见第 7 章相关内容），因为它们被证实能够缓解跟腱病产生的疼痛且改善功能（强证据）。

2. 松动术可以被用来缓解疼痛及改善灵活性等功能（专家意见）。

3. 贴扎术可以被用来缓解跟腱所受的异常张力（专家意见）。

为康复训练做准备

由于跟腱受损，小腿上功能失调的软组织是紧张、薄弱且被抑制的。我们可以从这里开始处理，为自我康复训练做准备。

借助下列软组织治疗的指导方针来重新延长紧张的结构，之后利用自我松动的指导来提升踝关节的活动范围，这些均可提升灵活性并为下肢负重训练做准备。

使用动态贴布贴扎下肢能帮你调节下肢负重（目标是减少踝背屈的力）和减少动作模式上的代偿，因而能对自我康复训练起到支持作用。然而有些人可能会在给自己贴扎时遇到困难，如果是这种情况，我强烈建议你去找物理治疗师，来确保贴扎方式正确。

软组织疗法

接下来的章节会向你提供有关如何自我治疗的详细指引，以处理那些会引起跟腱内部及周围张力增高的软组织，所以所有的指引都应当遵循。

减少跟腱内部和周围张力能使自我康复训练获得成功的概率更大[38]。处理软组织能帮你延长软组织长度，这样就避免了拉伸的需求，而拉伸正是现阶段不建议进行的。

我采用了一些解剖学的说明描述和图片。这仅仅是为了给你提供一些参考（在"解剖版块"里）——没有必要去尝试记住更详尽的细节。当处理这一章中描述的任何软组织时，请记得使用视觉模拟疼痛量表（VAS，见图 6.1）。

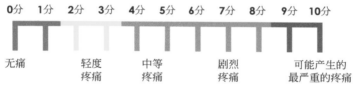

图6.1　帮助描述疼痛的视觉模拟疼痛量表（VAS）

解剖版块

下肢的深筋膜

足部的筋膜（见图 6.3）与同侧腿的筋膜（见图 6.2）是连续的。脚背处的筋膜很薄，一方面向两侧包绕住足并与足底筋膜（脚底侧）相连，另一方面向前分散覆盖在各个脚趾上方。

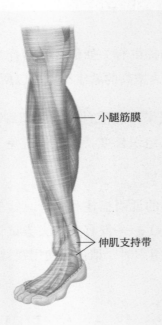

图6.2 小腿筋膜

　　足底筋膜包含了一部分身体中最厚的筋膜——能达到 80 层厚。它与跨过跟骨及足侧方的筋膜相连。足底筋膜是维持足纵弓的结构中非常重要的一个。

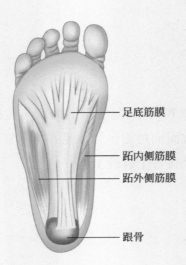

图6.3 足底筋膜

使用按摩棒处理小腿后侧肌群筋膜

1. 采用单腿跪姿，前侧脚平放于地面上（见图6.4），也可以在站立位下把脚放在椅子上，或者在坐位下进行。

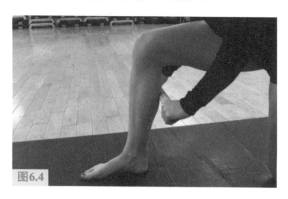

图6.4

2. 把按摩棒放在小腿后侧肌群最上部的正中，向软组织施加压力［你的酸痛感不应超过 VAS 的 4 分（中等不适）］并向脚跟方向滚动按摩棒（见图 6.5）。

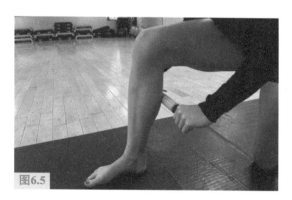

图6.5

3. 接着从小腿肚子更靠外侧的位置开始，朝脚跟方向滚动按摩棒；然后从小腿肚子更偏内侧的位置开始，朝脚跟方向滚动按摩棒。

4. 在任何位置，只要你感觉到不适感有所增加，就保持按摩棒压在此位置，直到不适感消失，然后继续向脚跟方向滚动按摩棒（以上过程可实施多次）。

5. 重复上述过程，直到你感觉不适感降低且软组织变得柔软。

6. 每日进行一次。

小腿筋膜内侧缘的处理

此处涉及的两块肌肉为趾长屈肌（见图6.6）和胫骨后肌（见图6.7）。

解剖版块

趾长屈肌（Flexor digitorum longus）

源自拉丁语：flectere 意为屈曲，digitorum 意为属于脚趾的，longus 意为长的。

起点
胫骨后表面的内侧，在比目鱼肌线之下。

止点
第二至第五趾远节趾骨底。

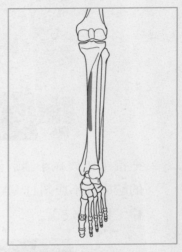

图6.6 趾长屈肌

功能
屈曲外侧4个脚趾（使足在行走时能牢固地抓住地面）。

基本的功能动作
举例：走路时脚踵离地面（尤其是在不平地面上赤足行走），踮脚站立。

密集使用到此肌肉的运动
举例：芭蕾，体操（平衡木上的动作），空手道（侧踢）。

胫骨后肌（Tibialis posterior）

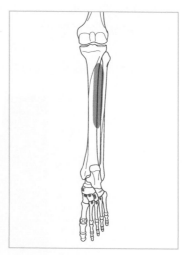

图6.7　胫骨后肌

源自拉丁语：tibialis 意为胫骨相关的，posterior 意为在后方。

起点

骨间膜后表面及胫骨和腓骨的邻近区域。

止点

主要在足舟骨结节与内侧楔骨的邻近区域。

功能

足跖屈与内翻。行走时支撑内侧纵弓。

基本的功能动作

举例：踮脚站立，踩下汽车踏板。

密集使用此肌肉的运动

举例：短跑，跳远，三级跳远。

1. 开始的时候坐在地上或椅子上，小腿内侧朝向自己，或者坐着时把脚踝搭在对侧膝盖上。

2. 用大拇指指腹按揉膝关节以下、胫骨内侧缘以外的组织（见图 6.8）。

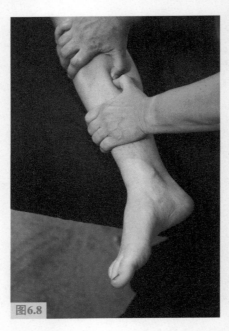

图6.8

3. 拇指继续"陷入"软组织，等待着软组织允许拇指"进入"。

4. 拇指缓慢增加压力，直到不适感大约 VAS 的 4 分。

5. 按揉到不适感减少到大约 VAS 的 2 分，然后主动背屈与跖屈踝关节（勾起与放下脚背）。

6. 把拇指抬离，接着以同样方式将拇指摆放在比之前更加靠近脚的位置，并重复步骤 2 至步骤 5。

7. 继续朝脚的方向移动拇指，直到到达踝关节上方（内踝）。

8. 自始至终，缓慢勾起脚背与脚趾然后放下。

9. 每三天进行一次，因为软组织从这一深层处理中恢复需要时间。

针对足底筋膜（见图6.3）的自我治疗技术（把球放在足底）

1. 如果脚实在很痛，可以从坐位开始（见图 6.9）。

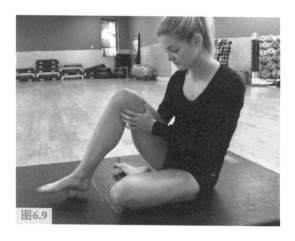

图6.9

如果疼痛可以接受，那么可以在站立位操作（见图 6.10）。

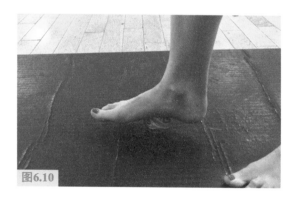

图6.10

2. 把一个高尔夫球或其他近似大小的球，放到脚底下。

3. 将球在脚底下滚动 2 ~ 3min，并逐渐增加压力。

4. 这一治疗会降低足底筋膜的张力，从而直接影响到跟腱。

解剖版块

蹈长屈肌（Flexor hallucis longus，见图6.11）

源自拉丁语：flectere 意为屈曲，hallucis 意为属于大脚趾的，longus 意为长的。

此肌肉帮助维持内侧足纵弓。

起点
腓骨下三分之二及邻近的骨间膜。

止点
大脚趾远节趾骨的跖侧表面。

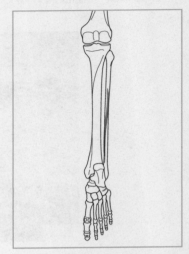

图6.11　蹈长屈肌

功能
屈曲大脚趾，并且对行走中蹬地最后阶段足的推进有重要作用。

基本的功能动作
举例：走路时脚蹬离地面（尤其是在不平地面上赤足行走），踮脚站立。

密集使用此肌肉的运动
举例：跑步，山地行走，芭蕾，体操。

针对跨长屈肌的自我治疗技术

技术1

1. 坐着，将一只脚搭在对侧膝关节之上，脚掌与脚趾放松伸直（见图6.12）。

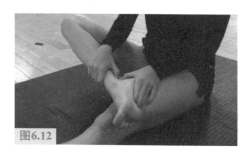

图6.12

2. 两个大拇指按向踝关节（内踝）上方后侧的软组织（见图6.13）。

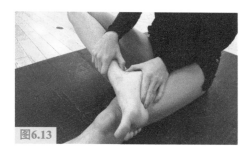

图6.13

3. 拇指缓慢深按至不适感达到VAS的4分；随后当不适感减少到VAS的2分时，向上勾起脚背与脚趾（见图6.14）。

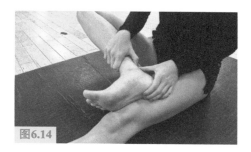

图6.14

4. 重复以上步骤3次。

技术2

1. 坐着，将一只脚搭在对侧膝关节之上。

2. 屈曲脚趾。

3. 两个拇指缓慢按向第一跖趾关节（大脚趾下方外侧，软组织开始变得柔软而非骨感的位置）下方软组织至不适感达到 VAS 的 4 分（见图 6.15）。

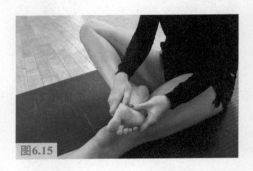

图6.15

4. 当不适感减少到 VAS 的 2 分，缓慢上勾脚背与脚趾，同时确保拇指按压软组织的压力保持不变（见图 6.16）。

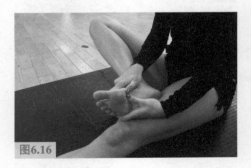

图6.16

5. 如果感觉太痛了，可以选择保持同样大小的拇指压力，但在大脚趾向上伸展时使拇指在软组织上滑动，以促进软组织延展。

针对蹞长屈肌的肌肉能量技术，以增加大脚趾的灵活性

1. 坐着，一只脚搭在对侧膝关节之上。

2. 用一只手伸展大脚趾——评估大脚趾的伸展幅度（质与量）（就像图 6.17 中物理治疗师展示的那样）。

3. 大脚趾的伸展幅度是否小于 70°？

4. 如果是，那么让大脚趾处于开始感受到拉伸阻力的位置（起始点）（见图 6.17）。

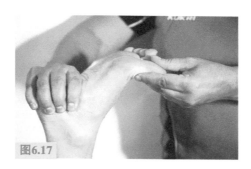

图6.17

5. 大脚趾向下踩以抵抗你的拇指与食指给予的阻力（约为最大力量的 20%），保持 10 ~ 12s。

6. 立即把大脚趾压向小腿的方向（更大的伸展范围）（就像图 6.18 中物理治疗师展示的那样）。

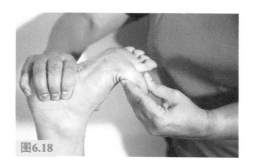

图6.18

7. 重复以上步骤，直到大脚趾的伸展幅度没有进一步增加。

针对蹈长屈肌的自我治疗技术

拉伸

1. 把一只脚放在椅子上。

2. 一只手环握住脚跟，另一只手置于图 6.19 所示的位置，并把脚趾抬高到刚好觉得舒适的位置。

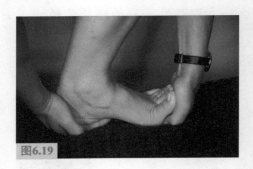

图6.19

3. 保持此位置 90s。

4. 重复步骤 2，并且在每一次重复过程中尝试增加大脚趾的伸展幅度，直到没有进一步改善。

解剖版块

胫骨前肌（Tibialis anterior，见图6.20）

源自拉丁语：tibialis 意为胫骨相关的，anterior 意为在前面的。

起点
胫骨外侧面及邻近的骨间膜。

止点
内侧楔骨的内表面与下表面及第一跖骨底的邻近表面。

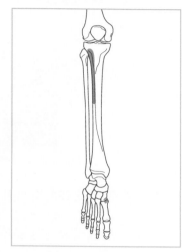

图6.20　胫骨前肌

功能
踝关节背屈，足内翻，动态支撑内侧纵弓。

基本的功能动作
举例：行走与跑步（防止足在脚跟触地后不受控地"拍打"在地面上及在腿向前摆时将足推离地面）。

密集使用此肌肉的运动
举例：山地行走，登山，跑步，蛙泳，骑自行车（蹬起阶段）。

针对胫骨前肌的自我治疗技术

1. 坐下，腿向前方伸直，一只脚轻微背屈（见图6.21）。

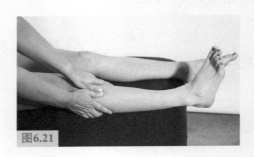

图6.21

2. 两个拇指放在胫骨前肌之上。

3. 缓慢向地板方向施加压力（不适感不超过VAS的4分）并保持。

4. 当拇指能够"深入"软组织内且不适感减弱到VAS的2分时，脚背缓慢绷直且将脚尖转向外侧（见图6.22和图6.23）。

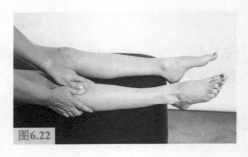

图6.22

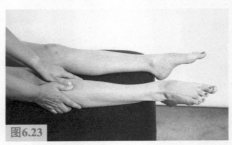

图6.23

5. 以重复步骤1至步骤4的方式，向脚的方向处理整条肌肉。

使用按摩棒的胫骨前肌自我治疗技术

1. 以自己喜欢的方式坐下（在椅子或地板上），或者呈单腿跪姿（见图 6.24）。

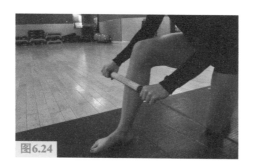

图6.24

2. 把按摩棒置于小腿前方，正好在膝关节之下且稍稍靠外（胫骨外侧）的位置。

3. 缓慢增加压力（不适感不超过 VAS 的 4 分）并保持。

4. 将按摩棒向脚的方向缓慢滑动（见图 6.25）。

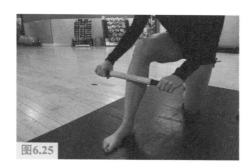

图6.25

5. 以重复步骤 1 至步骤 4 的方式处理整条肌肉，同时脚背先缓慢朝胫骨方向上勾再恢复至起始位置。

6. 重复以上步骤至感觉软组织更舒服且更柔软。

7. 重复进行 3 次，并且注意每次都需要改变按摩棒的角度。

针对胫骨前肌的自我治疗技术

拉伸

1. 在柔软表面以跪姿为起始姿势。

2. 向后朝脚跟坐下去且躯干在保持舒适前提下后仰至最大幅度（见图6.26）。

3. 保持此姿势90s。

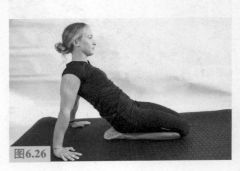

图6.26

解剖版块

腓骨肌群［Fibularis (peroneal) muscles，见图6.27］

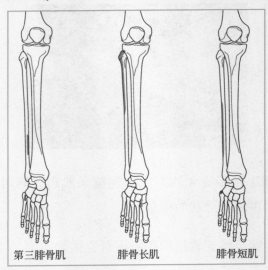

第三腓骨肌　　腓骨长肌　　腓骨短肌

图6.27　腓骨肌群

源自拉丁语：fibula 意为针 / 搭扣，longus 意为长的，brevis 意为短的，tertius 意为第三的。

起点

腓骨长肌：腓骨外表面上三分之二，腓骨头，偶然见于胫骨外侧髁。

腓骨短肌：腓骨外表面下三分之二。

第三腓骨肌：腓骨内表面的远端部分。

止点

腓骨长肌：内侧楔骨远端的外侧，第一跖骨底。

腓骨短肌：第五跖骨底的外侧。

第三腓骨肌：第五跖骨底的背侧内表面。

功能

腓骨长肌：足外翻与跖屈，支撑足弓。

腓骨短肌：足外翻。

第三腓骨肌：足背屈与外翻。

基本的功能动作

举例：行走与跑步。

密集使用此肌肉的运动

举例：跑步，足球，跳跃。

针对腓骨肌群的自我治疗技术

技术1

1. 坐位，屈膝（要处理的一侧）。

2. 足绷直并转向外侧（见图6.28）。

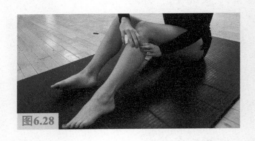

图6.28

3. 两个拇指放在肌肉起点上面（见图6.28）。

4. 缓慢向腓骨方向施加压力（不适感不超过 VAS 的 4 分）并保持。

5. 当不适感降低至 VAS 的 2 分时，脚背朝胫骨方向上勾并将脚尖转向内侧（见图 6.29）。

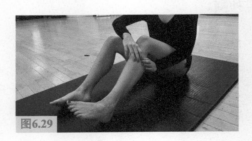

图6.29

6. 以重复步骤 4 至步骤 5 的方式向下处理整条肌肉。

使用按摩棒的腓骨肌群自我治疗技术

1. 坐位或跪姿（见图 6.30）。

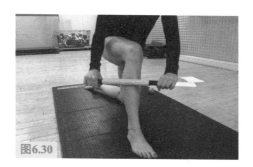

图6.30

2. 足绷直并转向外侧。

3. 通过按摩棒缓慢向腓骨方向施加压力（不适感不超过 VAS 的 4 分）并保持。

4. 脚背朝胫骨方向上勾并将脚尖转向内侧。

5. 以重复步骤 3 至步骤 4 的方式向下处理整条肌肉。

解剖版块

腓肠肌（Gastrocnemius，见图6.31）

源自希腊语：gaster 意为胃，kneme 意为小腿。

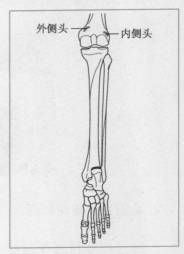

外侧头 —   — 内侧头

起点

内侧头：股骨远端的后表面，内侧髁之上。

外侧头：股骨外侧髁的后外表面上部。

图6.31 腓肠肌

止点

通过跟腱附着于跟骨后表面。

功能

足跖屈，屈膝，提供行走和跑步中的主要推进力。

基本的功能动作

举例：踮脚站立。

密集使用此肌肉的运动

举例：多数需要跑动与跳跃的运动（尤其是短跑、跳高、跳远、排球与篮球），芭蕾，游泳出发时的蹬伸，蹦床。

针对腓肠肌的自我治疗技术

技术1

1. 坐位，要处理的一侧膝关节屈曲（见图 6.32），也可坐在椅子上完成。

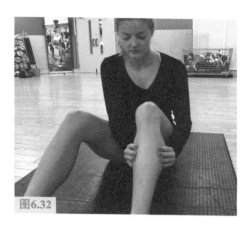

图6.32

2. 两个拇指放在腓肠肌的两个肌腹之间的位置（小腿肚子的中央顶端）（见图 6.33）。

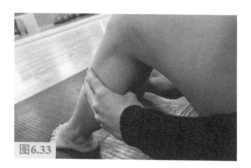

图6.33

3. 缓慢向胫骨方向施加压力（不适感不超过 VAS 的 4 分）并保持。

4. 当不适感下降至 VAS 的 2 分时，脚背朝着胫骨的方向缓慢上勾（见图 6.34）。

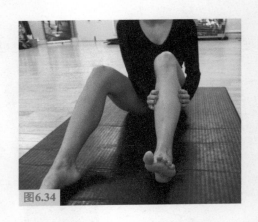

图6.34

5. 以重复步骤 3 至步骤 4 的方式逐渐向脚的方向处理，直到到达跟腱上方（不要挤压或按压跟腱，它并不喜欢这样！）。

技术 2

1. 坐位，要处理的一侧腿屈膝，并把脚搭在对侧腿上（见图 6.35）。

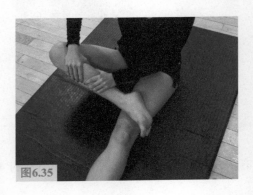

图6.35

2. 两个拇指放在小腿肚子偏内侧的位置（顶端）。

3. 缓慢向胫骨方向施加压力（不适感不超过 VAS 的 4 分）并保持。

4. 当不适感下降至 VAS 的 2 分时，脚背朝着胫骨的方向缓慢上勾。

5. 重复步骤 3 至步骤 4，但这次将两个拇指放在小腿肚子偏外侧的位置。

使用按摩棒的腓肠肌自我治疗技术（小腿后侧肌群）

1. 跪姿，一只脚平放在地面上（见图 6.36），也可以坐在椅子上。

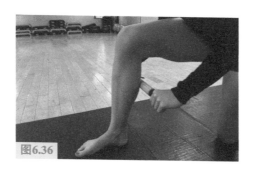

图6.36

2. 把按摩棒放在小腿肚子顶端，然后向脚跟方向滚动。

3. 接着从小腿后侧肌群更偏外侧的位置开始向脚跟方向滚动按摩棒，然后从小腿后侧肌群更偏内侧的位置开始向脚跟方向滚动按摩棒。

4. 在任何位置，只要你感觉不适感有所增加，就把按摩棒保持在此位置，直到不适感消失，然后朝着脚跟方向继续滚动（可以进行数次）。

解剖版块

比目鱼肌（Soleus，见图6.37）

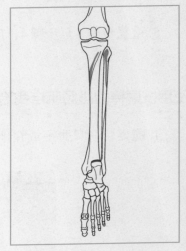

拉丁语：solea 意为皮鞋底 / 凉鞋 / 比目鱼。

由于在直立姿势下负责把静脉血泵回心脏，也被称为骨骼肌泵。

起点
腓骨头后面及邻近的腓骨颈与腓骨干。比目鱼肌线及胫骨内侧缘。胫骨与腓骨止点之间的腱弓。

图6.37　比目鱼肌

止点
通过跟腱附着于跟骨后表面。

功能
足跖屈。比目鱼肌在站立状态下频繁收缩，以防止身体沿踝关节向前倾。因此，它可以帮助维持直立姿势。

基本的功能动作
举例：踮脚站立。

密集使用此肌肉的运动
举例：大多数需要跑动和跳跃的运动（尤其是短跑，跳高，跳远，排球与篮球），芭蕾，游泳出发时的蹬伸，蹦床。

针对比目鱼肌的自我治疗技术

1. 坐在地板上，要处理的一侧膝关节屈曲（图 6.38），也可以坐在椅子上。

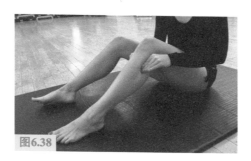

2. 双手的食指指腹按向腓骨与胫骨后面的软组织（用其他手指引导）（见图 6.39）。

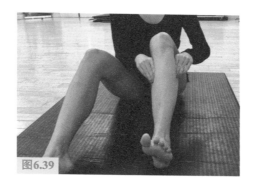

3. 食指保持按压力度并向脚的方向滑动（只要软组织允许），同时脚背先朝胫骨方向上勾再恢复至起始位置（见图 6.40）。

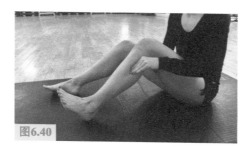

4. 重复步骤 3，直到双手移动到了脚踝后方。

解剖版块

胫骨后肌（Tibialis posterior，见图6.41）

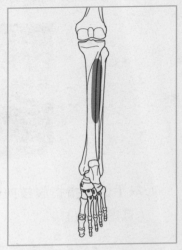

拉丁语：tibialis 意为与胫骨有关的，posterior 意为后面的。

起点
骨间膜的后表面及胫骨与腓骨的邻近区域。

止点
主要在足舟骨结节及内侧楔骨邻近区域。

图6.41　胫骨后肌

功能
足内翻与跖屈，在行走时支撑内侧纵弓。

基本的功能动作
举例：踮脚站立，下踩汽车踏板。

密集使用此肌肉的运动
举例：短跑，跳远，三级跳远。

针对胫骨后肌的自我治疗技术

1. 坐位，要处理一侧的腿的内侧朝上，脚背绷直。

2. 两个拇指置于小腿顶端紧邻膝关节的位置，然后按向胫骨后方的软组织（见图 6.42）。

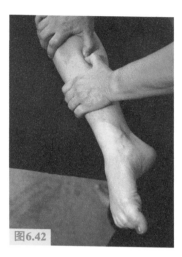

图6.42

3. 深入按压并等待着软组织允许你的拇指"进入"。

4. 拇指缓慢施加压力，这可能会引起不适感（约为 VAS 的 4 分），但不是疼痛。

5. 当不适感减少（至 VAS 的 2 分），脚背缓慢朝胫骨方向上勾并将脚尖转向外侧（见图 6.43）。

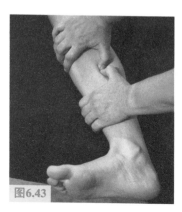

图6.43

6. 继续向下处理，直到拇指移动到了紧邻踝关节的位置。

踝关节的灵活性

通过利用软组织治疗来重新延展紧张的结构，你已经对下肢肌肉和筋膜做了康复训练前的准备工作。延展软组织长度同样能为关节灵活性改善做准备，例如前文所述操作能提升踝关节活动范围（灵活性），而所有准备工作都是为了最终能够顺利进行下肢负重训练[38]。

站立位踝关节灵活性自我改善练习

你是否需要做这一灵活性练习？

在进行踝关节的灵活性测试时，你的测试结果能否达到 12cm 以上？

能——你没必要做这一练习。

不能——你测量的结果小于 12cm ；这个灵活性练习可以帮助你改善踝关节的活动范围。

只有在跟腱病的疼痛已经减轻了的情况下才能做这个练习，尤其是患有止点跟腱病时。

方法

1. 站立位，将一个强力（黑色）的弹力带或松动带从踝关节前方绕过。

2. 将弹力带或松动带从踝关节前方绕过是为了在你的小腿朝脚的方向移动时（见图 6.44），将距骨（见图 6.45）向后拉。

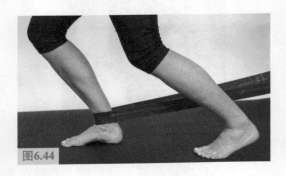

图6.44

3. 缓慢重复此灵活性练习 10 次，然后重新进行踝关节的灵活性测试。

4. 一个不错的方法是，把一条胶带贴在距墙 12cm 的地面上，然后朝着这个距离去努力。

5. 当然也要记得，要把测试侧脚跟保持在地面上——不要作弊！

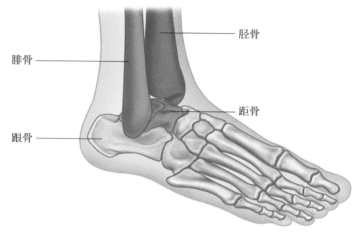

腓骨

胫骨

距骨

跟骨

图6.45　踝关节的骨骼

针对内侧纵弓（见图6.46）涉及的骨骼的自我松动技术

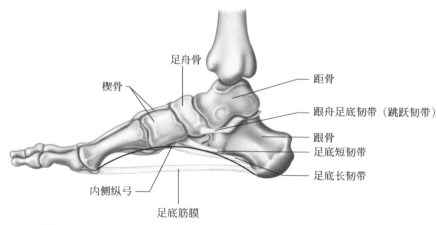

足舟骨

楔骨

距骨

跟舟足底韧带（跳跃韧带）

跟骨

足底短韧带

足底长韧带

内侧纵弓

足底筋膜

图6.46　内侧纵弓

1. 坐位，屈膝，要处理一侧的脚搭在对侧腿上（见图 6.47）。

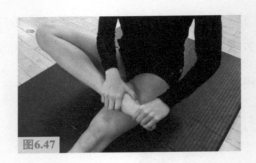

图 6.47

2. 双手握住脚。

3. 握住脚的前部的手先带动脚向外旋转，再带动脚向内旋转（见图 6.48）。

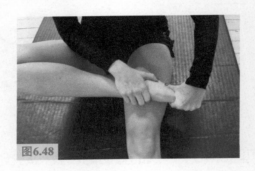

图 6.48

4. 重复数次，直到你感觉脚开始放松下来。

5. 你也可以抗阻做这个动作，并结合肌肉能量技术（MET）。

    a. 把脚旋转到开始感觉到紧张的位置。

    b. 手给予阻力并让脚抗阻旋转，以保持脚位置不变。

    c. 保持 10 ~ 12s。

    d. 然后立即放松脚，并用手将其带到更大的旋转位置。

针对骰骨（见图6.49）的自我松动技术

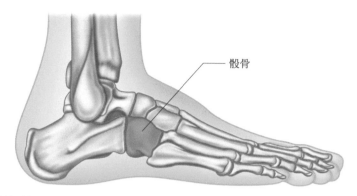

骰骨

图6.49 骰骨是7块跗骨之一，连接了足部与踝部

1. 坐位，屈膝，或者保持站立位并把处理侧的脚放在凳子上。

2. 将脚稳定在地板或凳子上，用手捏住骰骨（见图 6.50）。

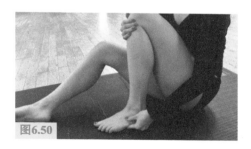

图6.50

3. 向上和向下移动骰骨，以松动关节（见图 6.51）。

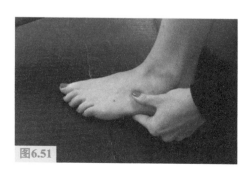

图6.51

贴扎术

你已经通过软组织治疗重新延展了紧张的结构，为后续康复训练预处理了下肢肌肉与筋膜。你还通过松动练习改善了关节活动范围（灵活性），让足部和踝部做好了准备。事实上，贴扎术也可以实现与后续康复训练有效衔接。用动态贴布贴扎下肢能对康复训练起到支持作用，因为它可以帮助你管理下肢负荷（目标是减少踝背屈的力），并减少动作模式的代偿。

针对小腿三头肌的动态贴扎技术

动态贴扎技术（Dynamic Tapmy，DT）能产生很强的跖屈效应（抵抗踝背屈，因而能保护跟腱），在踝背屈之后能使关节完全弹回跖屈位（见图 6.52），进而模拟了小腿后侧肌群 / 跟腱复合体（见图 1.2）的功能，并且能减少对跟腱及足底筋膜的拉力。同样的，也更重要的是，动态贴扎技术不会限制活动幅度。

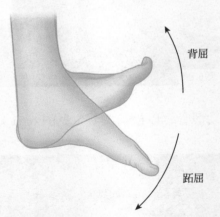

背屈

跖屈

图6.52　跖屈：将脚趾向下指向地板；背屈：将脚趾向上指向天花板

有些人在给自己贴扎时会感到痛苦，如果是这种情况，我强烈建议你去找物理治疗师来确保贴扎方式是正确的。

技术

这个贴扎技术可以在自我治疗课之间使用，因为你可能会觉得用贴布给自己治疗有困难。

1. 使用 5cm 宽的原装动态贴布（见图 6.53），以及 7.5cm 宽的表面有条纹的贴布。

2. 剪下想要的长度，然后把两端剪成圆形。

3. 使用 5cm 宽的强力带（通常是 2 层，见图 6.54）。

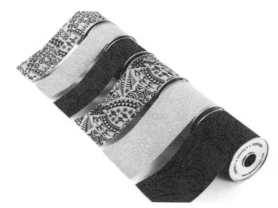

图6.53 动态贴布

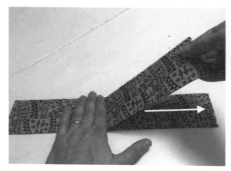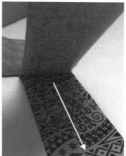

图6.54 强力带

4. 用黏性喷剂喷洒脚与跟腱（见图 6.55），然后等其干燥。

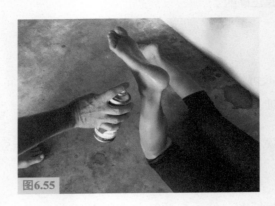

图6.55

5. 俯卧位，向上屈膝 90 度（以放松小腿后侧肌群），脚背绷直至最大限度。这能降低跟腱的张力，并使减轻小腿后侧肌群与跟腱的负荷变得更加容易。

6. 把贴布的一端固定在足中部（见图 6.56），然后使贴布向下依次经过脚跟（确保对足部产生了使其拉长的阻力，尤其是对脚跟跖侧有疼痛的人来说）及小腿后表面，最终止于膝关节上方（见图 6.57）。

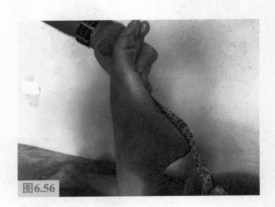

图6.56

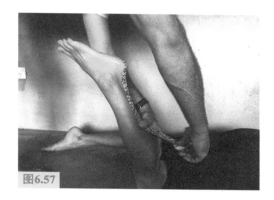

图6.57

7. 量好 7.5cm 宽的贴布的长度，让它覆盖在 5cm 宽的贴布之上并进行有效固定。

8. 先把多余的贴布捏在一起，然后用剪刀剪掉（见图 6.58）。

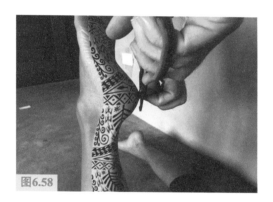

图6.58

9. 充分摩擦整条贴布，然后依次握住并按压足、跟腱及近端附着处 1min，以确保黏合良好（热量激活胶水）。

10. 保持脚背绷直，围绕跟腱与脚跟分别增加一条额外的贴布，来稳固原来在脚下与踝关节后方的贴布（见图6.59）。

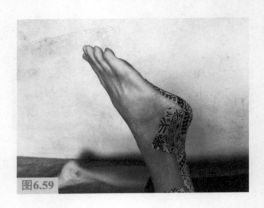

图6.59

11. 完成贴扎后，脚应当能在重力作用下轻松保持完全的跖屈位。如果静息状态下的变化很小，那么当肢体负重时，通过微小的阻力也能达到相应的力学效应。

第7章

康复你的跟腱

下肢的力量强化

你准备好康复自己的跟腱了吗？

你已经通过软组织治疗重新延展了紧张的结构，让下肢肌肉与筋膜为康复训练做好了准备吗？你已经利用松动练习改善了足部和踝部的活动范围（灵活性）了吗？如果你的答案为是，那么你现在已经为康复跟腱要进行的下肢负重力量强化训练做好了准备。如果你的答案是否，那么请重新根据第 6 章的内容进行练习。准备工作非常关键，进行简单的自我治疗就能提升康复训练的成功概率！

毫无疑问的是，伤病会打击人的信心并对运动表现有显著的损害。所以把力量训练融入生活是非常有必要的，这样你的身体就能够承受得起你想让它做的事情了，无论是遛狗这样简单的事，还是跑马拉松这样的挑战。现在你受伤了，我们需要实施可靠的损伤恢复与体能提升方案，因为这会是整个方案能否成功及疼痛能否缓解的主要因素。

过用性肌腱病很难处理，因为不同年龄人群的肌腱在不同负荷条件下展现出的疼痛、过敏性和失能程度会有差异。因此，恢复情况也会是多种多样的。有些肌腱通过简单的干预就能恢复，有些经过各种治疗却无明显改善。对大多数人来说，如果方法得当，跟腱病通常能在治疗开始后的 3 ~ 6 个月恢复到完全无痛。

本书并不会提供"一刀切"的治疗与康复训练方案，因为这对人体行不通：我们都是独立的个体，我们理应接受"个性化"管理。

最新研究表明，针对跟腱病最有效的治疗方法是让跟腱进行负重训练[47]。关于如何做的细节会在接下来的章节中讲到。负重训练（力量、耐力训练）被证明能改善肌肉功能并且随之让跟腱免受异常应力[48]。单次等长收缩的负重训练（很快会讲更多有关内容）也能引起肌腱疼痛和皮质抑制的即刻改变[45,49]，但只是对一部分人，不是所有人。

肌腱对负荷的反应

负荷对肌腱既可以有合成代谢作用，也能有分解代谢作用[50]。过度的压迫或弹簧般的运动，例如跳远、小跳和跑步，都与跟腱病出现有所关联。什么水平的训练量（小时数）、训练强度与训练频率（每天或每周参加训练课的次数）能引起肌腱损害，目前还未研究清楚。然而，在高强度训练之间安排足够的休息时间（让身体能适应／耐受负荷）似乎是很关键的[51]。

肌腱能力与负荷

对肌腱病的发展阶段与发生位置进行正确诊断非常关键，并且会决定哪种负荷可以应用。管理负荷并不代表让肌腱完全静养，但减少张力性（拉伸和回弹）与压迫性（挤压）负荷确实很重要，因为这样肌腱才能恢复（可能需要 5 ~ 10 天）。跟骨后方顶端的跟腱部分最常受到压迫，甚至在踝背屈时就会被压迫到。所以减少脚跟负担的最好方式就是使用脚跟垫（见图 7.1）[18]。

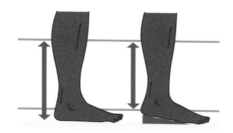

图 7.1 使用脚跟垫来缩短跟腱，减少跟腱受到的压迫

你的跟腱需要有能力做到什么？

理解跟腱病的负荷机制更有可能帮你改善康复训练结果[38]。

1. 你非常缺乏运动吗？你仍然需要让身体承受一定负荷，但并不需要进行高水平的康复训练。

2. 你会规律地进行走行锻炼、打保龄球和打高尔夫球吗？你仍然需要让身体承受一定负荷，但可能不太需要进行高水平的快速伸缩复合训练（例如跳远、小跳）。

3. 你会练短跑吗？你需要让肌腱承受一定负荷并提高其能力，这样肌腱就能耐受跑步时产生的负荷了。Silbernagel 负荷训练计划（在网络上很容易找到）可能更适合你。一切训练安排都要根据你的个体情况和跟腱适应的能力而定。

有关跟腱康复训练的益处，研究怎么说？

1. 如果我们注重肌腱及其周围结构的力量强化，那么急性至亚急性跟腱病的长期预后比较好 [52]。

2. 6 ~ 12 周力量训练干预后，会有显著的疼痛改善与功能提升 [53]。

3. 71% ~ 100% 的跟腱病患者在进行康复训练之后能够回到原有运动水平且没有或仅有极轻微的不适 [54]。

4. 如果康复训练没有成效，那么建议进行手术来移除纤维化粘连及退化性结节，以重新恢复跟腱的血液供应 [55]。

　　康复训练的第一步就是要明白，你的身体需要有能力做到高度协调与技巧性的动作，才能重返原有的运动水平。目前，身体正告诉你，它应付不来你正在做的一些事情，而且在尝试继续其当前路径的过程中逐渐变得功能紊乱。

　　你的身体需要有能力完成广泛而多样的运动。你需要让身体作为一个整体来运转。本书中讲到的练习可能看起来和你过去做的传统练习完全不一样，原因是：我们都需要发展常见的动作模式，但是大多数训练计划在提升动作质量方面是不足的。举例来说，你能保持单腿站立 60s 吗？你能正确地做深蹲练习吗？你能完成全范围蹲起且确保动作技术规范吗？如果你的回答是明确的"不能"，那么你就来对地方了。

为了让身体适应训练，必须确保有足够的恢复时间（休息）。恢复期使得身体适应有机会发生，让身体能应对后续的训练。你所经受的损伤也能被看作一个机遇，来让你在运动表现受损的阶段重新发展力量与技巧。每个人在此过程中都有机会提升自己的力量。记住，"运动表现"这个词不是只能用在运动员身上——它代表了你有能力去做任何需要做或想做的事情。这些事情可以是园艺，与孩子们玩耍，购物时四处飞奔，或者无数其他身体活动。

当身体在与你沟通时，要聆听。在一切变得太糟糕之前，它会用恼人的小疼痛来告诉你，有些部位不太对劲。在外跑步或走路时，如果察觉到跟腱有轻微的刺痛，你是应该停下来，还是忽略它，继续坚持？当轻微的疼痛转变成损伤，最终会让你早晨起来或每次久坐起身后走路一瘸一拐。我并不是说，最开始的轻微刺痛是在告诉你应该完全停止走路或训练，但是，它可能意味着你的身体在说："嗨！你得意识到，我正开始出故障"。

如果你规律地参与运动，你需要融合例如跳跃、冲刺、多次变向及加速与减速等动作。过度训练、神经肌肉控制不良、身体力学异常及以往损伤都可能引发多种损伤，让你不能最大限度地进行训练。好消息是，很多潜在的损伤问题是能够控制或预防的，只要你尽早行动。

所以，让有跟腱病的人完全避免承受张力性负荷是不行的，因为这可能减弱肌腱本身的力学强度，所以并不建议这样做[56]。事实上，完全不承受负荷还会导致缺乏力学刺激，进而促进肌腱退化的病变[57]。我们还知道，在保护肌腱免受压迫的同时承受适度的等长收缩负荷有利于恢复[58]。所有这些都能指引我们设计个性化康复训练方案。

在有效管理的前提下，大负重训练是具有应用价值的。研究表明，在肌腱病的肌腱失修阶段（见第 3 章相关内容），肌腱对大负重训练的反应是良好的 [37,59]。然而，这并不适用于反应性（见第 3 章相关内容）与压迫性（见第 5 章相关内容）跟腱病。因此，尽管可以进行大负重训练，在精英竞技体育中给出时间承诺仍然是很有挑战性的。我们并不建议运动员在训练或赛季期间进行高重复次数的大负重离心或向心 - 离心训练（见图 7.2）[60]。但等长收缩负重训练就不一样了，事实上，它是康复训练中很关键的一个组成部分。

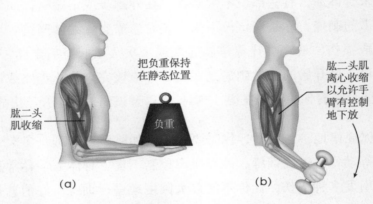

把负重保持在静态位置

肱二头肌收缩

负重

肱二头肌离心收缩以允许手臂有控制地下放

(a)

(b)

图7.2　对比肌肉（a）等长收缩和（b）等张（向心/离心）收缩

每个等长收缩练习都需要使用较大的负重（在每次重复时长里能保持住的最大重量）。除非有其他的肌腱异常情况（即使没有症状），两侧都做练习会有好处。在确定换另一侧训练前的间歇时间（一般为 1 ~ 2min）时，要对训练 - 休息时间比予以考虑。

计划肌腱的负荷训练[61]

1. 如果你要做的运动有需要，我们必须让肌腱学会耐受快速负荷。

2. 我们必须让肌腱耐受或容许压迫性负荷。

3. 运动功能不佳的人几乎总会有持续的肌腱疼痛。

4. 通过恢复功能，我们应该能够消除持续的疼痛。

5. 通过循序渐进且正确的负荷来恢复肌腱功能。

我们为何使用等长收缩训练？

1. 因为如果你还不能马上进行等张收缩训练，或者有急性疼痛，等长收缩训练能够显著缓解疼痛并给予肌腱更需要的负荷类型。

2. 因为肌腱承受张力的时间（你能保持收缩的时间）能够最大化，好让其产生更强的适应效果 [38]。

3. 因为等长收缩训练仅产生很轻微的延迟性肌肉酸痛（由一段时间没运动后重新进行训练产生的肌肉酸痛，属于正常的适应反应）。

4. 因为负重训练能在无痛范围内进行且对肌腱的压迫最小化 [62-64]。

5. 因为大负重等长收缩训练 [65] 对部分人能有即刻的疼痛缓解作用，但不是对所有人。

每天进行 5 次、每次 45s 的等长收缩训练（具体操作请见后文）。

为什么说在康复训练过程中关注负荷和疲劳是至关重要的[66]

通常来讲，疲劳并不是件坏事——毕竟我们要寻求疲劳来促进力量增长（适应）。你的身体对疲劳的反应方式并不是决定何时卸去负荷，而是决定如何达到最佳负荷。当训练量是正确的，超量恢复就可能发生。如果是不正确的，过度训练综合征就可能出现[67]。举个例子，如果从一周到下一周当中承受的负荷急剧增加，那么受伤风险就可能提升 3 倍。我们已发现，肌腱在连贯一致的工作负荷条件下的受伤风险最低，而突然增加负荷则更容易引起损伤。所以，循序渐进的训练是被提倡的[28]。但若组织承受的负荷不足，也会增加某些损伤的风险。我们需要了解的是身体正在发生什么，身体的反应是怎样的，这样才能实现负荷最佳化。

因此，我们现在需要确认（见第8章相关内容）你的肌腱/小腿后侧肌群的能力（可评估力量水平）。

为什么？

1. 因为肌腱有想要的负荷。

2. 因为一旦你有了肌腱问题——你就一直会有肌腱问题，所以能适应这个观点是好的，除非这是你第一次出现肌腱疼痛（反应性肌腱病阶段）。

3. 因为肌腱不喜欢忽然的改变，所以我们得让其做好准备，这样肌腱就能做到我们想让它做的。

4. 因为肌腱不喜欢静养，所以在休息的数周内、赛季结束后的空闲时间或假期中，你仍然需要执行负重训练计划。

5. 因为如果你的向心力量（当你做提踵练习时小腿后侧肌群收缩）薄弱，就通过训练进行改善[38]。

第8章

个性化渐进性负荷训练

接下来介绍的是一个训练计划示例。肌腱需要个性化方案，而且研究者们已经提供了非常多的训练计划示例。所以如果本书介绍的计划不适合你，请去参考 Silbernagel 负荷训练计划或者大负重抗阻力量训练计划（两者都能在网络上找到）。记住，应该分别在膝关节伸直位（腓肠肌）和膝关节屈曲位（比目鱼肌）执行所有练习。我们不能忽视比目鱼肌！

阶段1——对部分有急性疼痛或无法耐受等张练习的人非常有效

等长收缩保持练习；低肌腱负荷；疼痛缓解

在反应性肌腱病阶段很有帮助。

执行此计划，直到疼痛降低到 VAS 的 3 分，然后进阶到阶段 2（见第 86 页）。注意，进阶到阶段 2 后，须以每周 2 次的频率继续进行本阶段的训练。

从站立位开始，双手放在墙上以支撑身体（这并非平衡性练习）。

● 你能够每天完成 5 次，每次 45s 的大负重负荷单腿等长收缩保持练习吗（见图 8.1）？大负重负荷在此时指的是你自己的体重。

● 如果不能，是由于力量不足还是疼痛？在这种情况下，请先从双腿练习（见图 8.2）开始。

● 如果能，请继续进行这项练习。

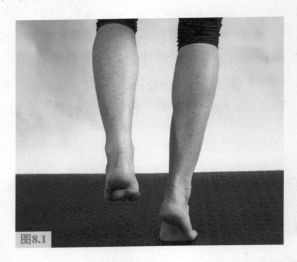

图8.1

用抬起脚跟的方式来做双腿提踵练习（也被称作小腿后侧肌群上提）。

1. 如果疼痛位于脚跟后方（诊断为止点/压迫性跟腱病），那么请在练习中尽可能地抬高脚跟。

2. 如果疼痛位置在跟腱中部（诊断为中部跟腱病），那么请抬起脚跟到中等幅度。

   a. 保持 45s。

   b. 如果你无法保持 45s，那么在能力范围内保持尽量长的时间即可，然后逐渐延长保持时间至 45s。

   c. 避免脚部向外翻！

3. 休息 2min。

4. 重复保持 45s 及休息 2min，直到完成 5 次重复。

5. 即使你能做到保持 45s，也应该感觉到费力。如果感觉太轻松，就进阶到单腿练习。

6. 如果单腿练习也变得很容易，那么请增加额外负重，但不要太多，应仍能让你保持 45s。

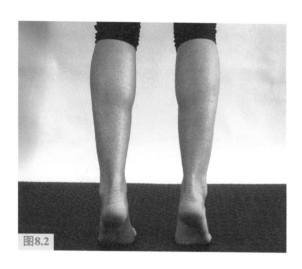

图8.2

　　无论是双腿、单腿还是单腿额外负重的形式，完成 5 次、每次 45s 的等长收缩练习的具体方法如下。

- 静态保持 45s（1）
- 休息 2min
- 静态保持 45s（2）
- 休息 2min
- 静态保持 45s（3）
- 休息 2min
- 静态保持 45s（4）
- 休息 2min
- 静态保持 45s（5）
- 休息 2min

　　这些练习应该让人感觉是有挑战的。当你保持 45s 时，应当感觉到费力，这才意味着这些练习足够难。

完成这个练习很困难吗？小腿后侧肌群会剧烈颤抖吗？	
是	否
完成这个练习对我来说很困难	我能轻松完成
你仍需遵从前文描述的完成 5 次、每次 45s 的等长收缩练习的具体方法。与此同时，你得适应下一行中的练习	你仍需遵从前文描述的完成 5 次、每次 45s 的等长收缩练习的具体方法。与此同时，你得适应下一行中的练习
减少负荷（重新回到双腿提踵练习或者减少负重） 或者 减少时间 如果你只能保持 30s，那么将这个时间作为基准线，然后在接下来的数天里循序渐进。目标是达到 45s	增加额外负重以提升负荷（见图8.3至图8.5） 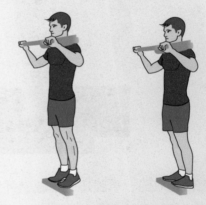 图8.3　增加额外负重的双腿提踵练习 进阶到增加额外负重的单腿提踵练习（依据力量与疼痛情况而定）

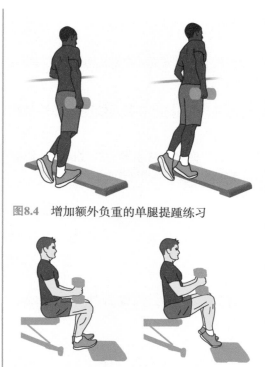

图8.4　增加额外负重的单腿提踵练习

图8.5　如果站立位提踵练习会引起剧烈疼痛或小腿后侧肌群的力量不足以完成练习，就采用坐位提踵练习

在进行等张收缩（正常的向心／离心收缩）练习之前进行等长收缩练习的原因是后者可以减缓抑制并辅助力量增长 [45,65]。

可以每天重复数次等长收缩练习，以达到所需的疼痛缓解效果。

你的疼痛在逐渐减轻吗？这是治疗成功的一个关键标志。

当你的疼痛降低到大约 VAS 的 2 分并且能顺利完成等长收缩练习，就请进阶到阶段 2。

阶段2

在适合部位进行等张收缩力量与耐力练习；低肌腱负荷

如果你从事的运动不需要快速、弹性负荷，请执行本阶段训练计划至3个月。

建议：如果你不能按引导完成此计划，你很可能会再次出现跟腱疼痛与紧张，并且不得不重新从头开始进行训练。

现在你可以从阶段1中的完全跖屈位提踵等长收缩保持练习进阶到中立位（脚跟放在地面上）的练习。注意不应在一开始就进行背屈位（脚跟在台阶之下）的练习，而应在身体允许的情况下逐步进阶到背屈位的练习。

像之前一样，确保脚处于正确的位置，即脚保持完全跖屈位且没有过度向外翻（见图8.6）。

1. 用2s抬起脚跟，保持2s，再用2s放下脚跟至接触地面。

2. 先在保持膝关节伸直的状态下完成2组、每组15次的练习，然后在保持膝关节屈曲的状态下完成2组、每组15次的练习。

3. 当可以轻松地完成无额外负重的练习（自重练习）时：

   a. 进阶到单腿练习，并分别在膝关节伸直和膝关节屈曲的状态下完成3组、每组15次的练习；

   b. 然后增加负重，并分别在膝关节伸直和膝关节屈曲的状态下完成3组、每组8次的练习。

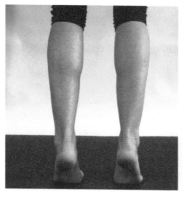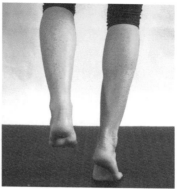

图8.6　脚保持完全跖屈位且没有过度向外翻

可以加入额外的力量耐力练习：

1. 每晚完成 1 组重复至力竭的提踵练习；

2. 每周完成 3 次、每次 4 组、每组 6 ～ 8 次的慢速练习。

如果一个人只是想打高尔夫球或做其他不需要蹦跳或跑步的运动，那么阶段 2 计划通常就够用了。

这些练习应该持续保持每周练2次！

只有当你是活跃的运动者或需要快速、弹性负荷来重返运动时，才需要进阶到阶段 3 与阶段 4。

阶段3

势能储存练习（高肌腱负荷）

你已经进行肌腱强化练习超过3个月了。进入此阶段后，你需要完成6～12周、每周3次的练习。

● 让肌腱承受更快速的负荷以储存势能，并通过练习中的时机掌控来让肌腱重新变得有弹性。

● 记住，肌腱不能每天都承受快速负荷！应当在每日安排不同负荷类型的练习，例如：

　　■ 力量练习日、快速负荷练习日、休息日、力量练习日、快速负荷练习日……

● 自重练习即可提供接近可承受的最大负荷的负荷。

快速练习，尤其是包含了离心负荷的练习，可以促进势能储存。

● 快速练习举例：

– 慢速蹦跳；

– 随着时间的推移逐渐提升练习速度。

　　■ 每周最多做 3 次此类快速练习。

　　■ 剩余的日子可以继续进行力量训练和交叉训练。

● 当训练量已经达到了目标（例如你计划跑 10km），你应当有能力完成 10 段楼梯台阶往返跑练习，以及 3 组、每组 3min 的小跳练习等。

现在你可以重返当初引起损伤的运动了，但要记住必须有控制地进行（保持合理的训练距离、时间和强度）。如果你需要进一步进行高肌腱负荷练习，那么需要进阶到阶段 4。

阶段4

势能储存与释放练习（高肌腱负荷）

● 从阶段 3 进阶。

● 提升速度。

- 通过进行下列动作来释放储存在肌腱中的势能：

  - 速度更快的小跳；

  - 双腿跳；

  - 单腿跳；

  - 速度更快的楼梯台阶往返跑；

  - 跑步练习；

  - 变向练习。

- 重返运动后不应再进行快速负荷训练。

- 即使在进行专项运动训练，也应保持每周进行 2 次力量训练。

监控疼痛——要关注什么

- 24 小时的变化规律可为判断一段时间内肌腱对训练负荷的适应情况提供依据。

- 今天感觉如何反映了肌腱对前一天的训练负荷的反应。

- 在完成一段时间的逐渐增加负荷的训练后，请进行原地小跳测试。在完成测试的 24 小时之后，如果疼痛程度继续增加，那么意味着肌腱并没有适应之前的训练负荷（不仅可能是上次训练的负荷，也可能是更早的训练的负荷）——这就是你的即刻反馈。

- 如果你提升了训练负荷，并且身体感觉并未发生明显变化，那么意味着肌腱在发生适应与改善。

● 在康复训练方案的执行过程中，随着负荷增加，疼痛应该减轻或保持原有水平。

  – 定量负荷。

  – 加入速度、势能储存和压迫可能会加重症状。

    ■ 更细致地监测。

● 特定程度的疼痛（低于 VAS 的 4 分）在康复训练中是可以接受的[38]。

必须记住的重要事项！

1. 肌腱永远是肌腱！

2. 肌腱不会愈合。

3. 过度负荷的每一天都可能引起跟腱疼痛。

4. 你应该每天都做"负荷测试"（原地小跳测试）。

5. 连续两天的原地小跳测试的测试结果应当是一样的，或者第二天的测试结果更好。

6. 如果原地小跳测试的结果变差，疼痛程度增加，或者活动范围减少，意味着前一天的训练负荷可能过高。

7. 休息几天，然后减少训练负荷。

8. 原因产生结果。执行计划，不然你的跟腱疼痛不会减轻。

9. 这个结构完善的计划会让你获得最大的成功概率。

现在，你已经获得了关于跟腱病的诊断、治疗和康复训练的一切信息。赶快行动起来吧！

附录

额外知识

这里有一些你可能会感兴趣的额外信息，你也许可以将其中的一部分信息应用于自我治疗。

影像学检查是必要的吗？

通常来讲，答案是否定的，即没有必要在诊断跟腱病时进行任何形式的影像学检查（X线检查或扫描检查）。因为全科医生或物理治疗师经过评估即可确定你是否患有跟腱病。

在自我评估之后，如果你有任何担忧，可以与全科医生或物理治疗师沟通。如果他们没有怀疑你患有跟腱病，或者很难解释你的疼痛原因，那么建议你进行适当的影像学检查[68]。你很可能会接受超声（US）扫描（见图 A.1）——通过声波形成你的跟腱的图像并显示在屏幕上。超声扫描通常会被优先考虑，因为它更加动态（脚可以被向各个方向移动）而且很容易进行后续跟踪[69]。这是完全安全且无痛的方法。

另一种替代方法是超声组织定征（UTC）。这种方法在肌腱病组织改变的成像方面更为客观[70,71]，尤其是在有监控肌腱对负荷的短期反应的需求时。然而，这种扫描手段目前还没有被广泛应用。

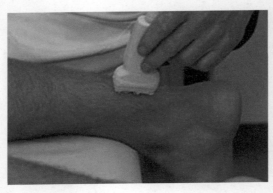

图A.1　跟腱超声扫描

即使医生要求你接受影像学检查，也不意味着你需要非常担忧 [68]。

1. 大约 80% 的受损肌腱是无症状的 [41]。

   a. 80% ~ 95% 的受损肌腱在进行力量训练时有足够的良好肌腱组织可用 [68]。

   b. 肥厚的肌腱是结构良好的健康肌腱——可以让其承受负荷！

   c. 肌腱的结构并不会降低你成功改善其功能的概率。

   d. 55% 的患有肌腱病的澳式足球运动员拥有精英级竞技水平且并未感受到疼痛。

2. 影像学上表现为"正常"的肌腱实际上可能是有疼痛症状的 [72]。

3. 多年的跑步锻炼通常会导致肌腱病（受损），但不一定会引起疼痛 [73]。

4. 对没有组织撕裂或部分组织撕裂的肌腱炎，通过超声扫描与核磁共振诊断非常不可靠，甚至被认为比掷硬币还糟 [68]。

5. 影像学检查在诊断非肌腱病导致的肌腱疼痛时是有用的。

力量与功能[43]

交叉教育——训练一侧肢体能引起另外一侧未训练肢体的改善[74,75]。是的！当我们在进行力量训练时，一定要训练未受伤的一侧。如果条件合适，应进阶到单腿练习，因为大多数专项运动包含单腿动作。

运动员

重返训练与竞技[76]

针对患有跟腱病的运动员重返竞技（应当由物理治疗师或体能教练来管控）的问题，应注意以下内容。

● 这一问题很关键，但常常被忽略。

● 并不存在一刀切方案，因为进阶的方式与练习的编排都取决于你的运动项目。

● 这一问题应当基于过渡期的展现——每日的训练应当在当日晨起时症状没有加重的前提下完成。

● 你的负荷量很关键。

  – 加速的次数（跟腱病）；田径场训练；坡度冲刺。

  – 减速的次数；减速的方向；网球，橄榄球，足球，篮球。

  – 偏移轴线的加速会让跟腱承受更多负荷。

  – 田径场跑或越野跑会让跟腱承受更多负荷。

● 你应当意识到，在田径场的内侧赛道上跑步会使跟腱内侧承受更多负荷。因此按照 8-6-4-2 的顺序逐渐转换跑道，可以循序渐进地增加跟腱承受的负荷。

● 应当留意进行高强度训练后的 24 小时内的身体反应（生理性疼痛）。

计划重返10km跑?

下面介绍一些你可能需要关注的内容。

● 通过行走或跑步来热身或放松。

● 每 2 ~ 3 天进行一次跨步跳训练。

　– 4 组、每组 6 ~ 8 次（60 ~ 100m）。

● 逐渐增加训练距离或训练次数。

● 每次只改变某一项训练参数。

　– 重复次数、训练速度或训练距离。

● 增加速度——每 3 天进行一次高强度训练。

● 如果需要的话，由跑步转换到弹跳跑。

　– 只是为了重返之前的运动做准备。

● 有跟腱病的运动员应避免早期就在田径场的内道跑步。

● 监测 24h 由向前小跳引发的疼痛。

● 随着肌腱发生适应（疼痛减少），你可以减少训练之间的间歇，但是先不要提升训练负荷。

　– 短跑。

● 加速。

停止施加压力！！👀

要记得在阅读本书之前，你连完成 20 次单腿提踵都觉得很费力，所以你真的认为你能承受 10km 跑中产生的大小约为 1680000kg 重量产生的重力的力吗[77]？

跑完 10km 的平均时间 =50min（慢速）

平均每分钟步数为 150 步

总步数 =150 × 50=7500 步

每条腿的步数 = 7500/2 = 3750 步

每步跟腱需要承受大小约为 4500N 的力

跟腱负荷 = 4500 × 3750 = 16875000N

每条腿总体需要承受大小约为 1680000kg 重量产生的重力的力

你的跖屈肌（小腿后侧肌群）要吸收这些冲击！

扩展阅读

由尼克·格兰瑟姆（Nick Grantham）写作的《体能训练圣经：运动员都在用的专业训练法》。

这本书的逻辑清晰，您可从中获得有益的信息。

总结

读完本书的你现在已经知道了下列陈述与问题的答案、意义及基本原理。而了解这些内容可以让你更清晰地理解应该如何通过治疗跟腱病重返自己热爱的运动。

跟腱病的发生位置在哪里？是中部跟腱病还是止点跟腱病？

跟腱的应激性如何？

1. 如果你上周日踢了足球或进行了跑步锻炼，是否直到周四才能恢复（跟腱的应激性较高）？

2. 你是否恢复得很快，在第二天早晨症状不明显且稳定（跟腱的应激性较低）？

如果跟腱摸上去总是酸痛的，那么你如何才能知道自己的肌腱是否已经受损？

你的目标或需要的能力是什么？

1. 你目前的能力是怎样的？你当前有能力做到什么？

2. 你计划重返到什么样的运动水平？

3. 你目前还在进行跑步锻炼吗？跑多远距离？多高的频率？多快的速度？

你必须立即去掉有害负荷！

1. 绝对不要拉伸——你需要做正相反的事情，即进行提踵练习。

2. 对止点跟腱病来说，离心练习是激惹性的。所以，如果你的脚跟后方疼痛，不要做这类练习。

3. 改变负荷：就止点跟腱病而言，请去掉压迫性元素，加入提踵练习。

4. 别穿拖鞋！

肌腱讨厌改变！

1. 不要做大的改变——如果你训练的进阶速度或重返跑步的速度太快（超过了现有能力），会产生问题。

2. 每次只改变一个训练变量。

3. 在承受负荷之后的 24 小时，密切关注你的跟腱的反应。

a. 疼痛程度有所改善吗？

b. 疼痛程度很轻或不稳定吗？

c. 疼痛程度加重了（有炎症）吗？

什么会改变你的能力（负荷耐受力）？

● 应该避免完全静养。

● 承受负荷是唯一一件能帮你重新恢复能力的事情。

在强化肌腱之前，需要先进行软组织自我治疗，为后续训练做好准备。

跟腱病的治疗可能并不会达到理想效果

1. 肌腱永远是肌腱！

2. 跟腱病会经常复发。

3. 要记得这些内容。

4. 肌腱不会愈合，但它们有能力产生适应 [71,78]。

跟腱病很复杂，而且需要根据个体情况来制定康复训练方案，而不是使用一刀切的训练计划。

对部分人来说，通过康复训练的不同阶段的渐进性练习减缓疼痛和提升力量已经足够了。对其他一部分人来说，可能需要额外进行针对动作功能障碍的康复训练，或者在进阶到高级训练阶段时需要更多的指导，因为高级训练阶段对高水平的跳跃和跑动的需求更多。如果存疑，就去找出答案！

术语表

外展   骨骼远离身体或某一肢体中线的运动。

内收   骨骼靠近身体或某一肢体中线的运动。

前面   在前侧；靠近或在身体的前方。

结缔组织   连接、支撑、包裹或分隔其他组织或器官的组织。

皮质抑制   大脑令一块肌肉放松或阻止其收缩。

深层   远离身体表面，位于更加内部的位置。

远端   远离身体中心，或者远离肢体在躯干的附着点。

背侧   在身体后方表面。

足背屈   脚向天花板方向的运动。

足外翻   脚底转向外侧，即双脚脚底朝相反方向运动。

伸展   从胎儿体位伸直身体或向后弯。

筋膜   结缔组织中维持身体形状与功能的组成部分。

屈曲	弯曲以减小形成关节的两块骨骼之间的角度，在解剖学姿势下通常是向前方运动，但膝关节是例外，膝关节屈曲是向后运动。
超伸	肢体伸展幅度超过了其正常范围。
下方	远离头部或靠近身体下部结构。
抑制	用大脑压制力量产生。
足内翻	脚底转向内侧，即双脚脚底相对。
等长收缩练习	力量训练的一种类型，肌肉收缩时其长度与关节角度保持不变。
外侧	远离身体中线的；位于肢体远离躯干一侧的。
内侧	靠近身体中线的；位于肢体靠近躯干一侧的。
跖趾关节	跖骨与脚趾近端骨骼构成的关节。
肌肉疲劳	肌肉产生力量的能力降低。
过度训练	发生于训练负荷超过了训练者对高强度训练的恢复能力时。
表现	完成一项任务或发挥一种功能的动作或过程。
跖侧	在脚底的。
足跖屈	脚向地面方向的运动。
后面	在后侧；靠近或在身体的后方。
近端	贴近身体中心（肚脐），或者靠近肢体在躯干的附着点。

旋转	一块骨骼或躯干绕着自身垂直轴所做的运动。
超量恢复	在训练后的一段时间内，被训练的功能比训练前拥有更好的表现。
表层	靠近或位于身体表面。
上方	靠近头部或身体上部结构。
小腿三头肌	组成小腿后侧肌群的肌肉，即腓肠肌与比目鱼肌。

参考文献

1. Roberts et al. (2013) How tendons buffer energy dissipation by muscle. *Exercise Sport Science Review* 41(4): 186–193.

2. Asplund CA, Best TM (2013) Achilles tendon disorders. *British Medical Journal* 346: f1262.

3. Robinson JM, Cook JL et al. (2001) The Visa-A questionnaire: a valid and reliable index of the clinical severity of Achilles tendinopathy. *British Journal of Sports Medicine* 35: 335–341.

4. Carr AJ, Norris SH (1989) The blood supply of the calcaneal tendon. *J Bone Joint Surg Br* 71: 100–101.

5. Soslowsky LJ, Thomopoulos S, Tun S et al. (2000) Neer Award 1999. Overuse activity injures the supraspinatus tendon in an animal model: a histologic and biomechanical study. *J Shoulder Elbow Surg* 9: 79–84.

6. Soslowsky LJ, Thomopoulos S, Esmail A et al. (2002) Rotator cuff tendinosis in an animal model: role of extrinsic and overuse factors. *Ann Biomed Eng* 30: 1057–1063.

7. Del Buono A, Battery L, Denaro V, Maccauro G, Maffulli N (2011) Tendinopathy and inflammation: some truths. *Int J Immunopathol Pharmacol* 24: 45–50.

8. Battery L, Maffulli N (2011) Inflammation in overuse tendon injuries. *Sports Med Arthrosc* 19: 213–217.

9. Habets B, van Cingel RE (2015) Eccentric exercise training in chronic mid-portion Achilles tendinopathy: a systematic review on different protocols. *Scand J Med Sci Sports* 25(1): 3–15.

10. van Dijk CN, van Sterkenburg MN, Wiegerinck JI, Karlsson J, Maffulli N (2011) Terminology for Achilles tendon related disorders. *Knee Surg Sports Traumatol Arthrosc* 19(5): 835–841.

11. Fahlström M, Lorentzon R, Alfredson H (2002) Painful conditions in the Achilles tendon region in elite badminton players. *Am J Sports Med* 30: 51–54.

12. Alonso JM, Junge A, Renström P et al. (2009) Sports injuries surveillance during the 2007 IAAF World Athletics Championships. *Clin J Sport Med* 19: 26–32.

13. Maffulli N, Kader D (2002) Tendinopathy of tendo achillis. *J Bone Joint Surg Br* 84: 1–8.

14. Schepsis AA, Jones H, Haas AL (2002) Achilles tendon disorders in athletes. *Am J Sports Med* 30: 287–305.

15. Maffulli N, Kenward MG, Testa V, Capasso G, Regine R, King JB (2003) Clinical diagnosis of Achilles tendinopathy with tendinosis. *Clin J Sport Med* 13: 11–15.

16. Silbernagel KG, Gustavsson A, Thomee R, Karlsson J (2006) Evaluation of lower leg function in patients with Achilles tendinopathy. *Knee Surg Sports Traumatol Arthrosc* 14: 1207–1217.

17. Alfredson H (2011) Mid portion Achilles tendinosis and the plantaris tendon. *Br J Sports Med* 45(13): 1023–1025.

18. Cook JL, Purdam C (2012) Is compressive load a factor in the development of tendinopathy? *British Journal of Sports Medicine* 46(3): 163–168.

19. Masci L, Spang C, van Schie HT et al. (2016) How to diagnose plantaris tendon involvement in midportion Achilles tendinopathy—clinical and imaging findings. *BMC Musculoskelet Disord* 17: 97.

20. Spang C, Alfredson H, Ferguson M et al. (2013) The plantaris tendon in association with mid-portion Achilles tendinosis: tendinosis-like morphological features and presence of a non-neuronal cholinergic system. *Histol Histopathol* 28(5): 623–632.

21. Spang C, Harandi VM, Alfredson H et al. (2015) Marked innervation but also signs of nerve degeneration in between the Achilles and plantaris tendons and presence of innervation within the plantaris tendon in midportion Achilles tendinopathy. *J Musculoskelet Neuronal Interact* 15(2): 197–206.

22. Saragiotto BT, Yamato TP, Hespanhol Junior LC et al. (2014) What are the main risk factors for running-related injuries? *Sports Med* 44(8): 1153–1163.

23. van Gent RN, Siem D, van Middelkoop M et al. (2007) Incidence and determinants of lower extremity running injuries in long distance runners: a systematic review. *Br J Sports Med* 41(8): 469–480; discussion 480.

24. Lewis T, Cook J (2014) Fluoroquinolones and tendinopathy: a guide for athletes and sports clinicians and a systematic review of the literature. *J Athl Train* 49(3): 422–427.

25. Kirchgesner T, Larbi A, Omoumi P et al. (2014) Drug-induced tendinopathy: from physiology to clinical applications. *Joint Bone Spine* 81(6): 485–492.

26. Marti B, Vader JP, Minder CE et al. (1988) On the epidemiology of running injuries. The 1984 Bern Grand-Prix study. *Am J Sports Med* 16(3): 285–294.

27. Nielsen RØ, Parner ET, Nohr EA et al. (2014) Excessive progression in weekly running distance and risk of running-related injuries: an association which varies according to type of injury. *J Orthop Sports Phys Ther* 44(10): 739–747.

28. Orchard JW, Blanch P, Paoloni J et al. (2015) Cricket fast bowling workload patterns as risk factors for tendon, muscle, bone and joint injuries. *Br J Sports Med* 49(16): 1064–1068.

29. Windt J, Gabbett TJ (2017) How do training and competition workloads relate to injury? The workload–injury aetiology model. *Br J Sports Med* 51(5): 428–435.

30. Kaufman KR, Brodine SK, Shaffer RA, Johnson CW, Cullison TR (1999) The effect of foot structure and range of motion on musculoskeletal overuse injuries. *Am J Sports Med* 27: 585–593.

31. Mahieu NN, Witvrouw E, Stevens V, Van Tiggelen D, Roget P (2006) Intrinsic risk factors for the development of Achilles tendon overuse injury: a prospective study. *Am J Sports Med* 34: 226–235.

32. Kvist M (1991) Achilles tendon injuries in athletes. *Ann Chir Gynaecol* 80: 188–201.

33. Nigg BM (2001) The role of impact forces and foot pronation: a new paradigm. *Clinical Journal of Sport Medicine* 11: 2–9.

34. Cook and Purdam (2009) Is tendon pathology a continuum? A pathology model to explain the clinical presentation of load-induced teninopathy. *Br J Sports Med* 43: 409–416.

35. Scott A, Cook J, Hart D, Walker D, Duronio V, Khan K (2007) Tenocyte responses to mechanical loading in vivo: a role for local insulin-like growth factor 1 signaling in early tendinosis in rats. *Arthritis & Rheumatism* 56(3): 871–881.

36. Maffulli N, Wong J, Almekinders LC (2003) Types and epidemiology of tendinopathy. *Clin Sports Med* 22: 675–692.

37. Magnussen RA, Dunn WR, Thomson AB (2009) Nonoperative treatment of midportion Achilles tendinopathy: a systematic review. *Clin J Sport Med* 19: 54–64.

38. Malliaras P, Barton CJ, Reeves ND, Langberg H (2013) A systematic review comparing clinical outcomes and identifying potential mechanisms for effectiveness. *Sports Med* 43: 267–286.

39. Holmes GB, Lin J (2006) Etiologic factors associated with symptomatic Achilles tendinopathy. *Foot Ankle Int* 27: 952–959.

40. Rolf C, Movin T (1997) Etiology, histopathology, and outcome of surgery in achillodynia. *Foot Ankle Int* 18: 565–569.

41. Malliaras P, Purdam C, Maffulli N, Cook J (2010) Temporal sequence of greyscale ultrasound changes and their relationship with neovascularity and pain in the patellar tendon. *British Journal of Sports Medicine* 44(13): 944–947.

42. Ohberg L, Lorentzon R, Alfredson H (2004) Eccentric training in patients with chronic Achilles tendinosis: normalised tendon structure and decreased thickness at follow up. *Br J Sports Med* 38: 8–11.

43. Rio E (2017) Sports Injuries Virtual Conference.

44. Heales LJ, Lim EC, Hodges PW et al. (2014) Sensory and motor deficits exist on the non-injured side of patients with unilateral tendon pain and disability—implications for central nervous system involvement: a systematic review with meta-analysis. *Br J Sports Med* 48: 1400–1406.

45. Rio E, Kidgell D, Purdam C et al. (2015) Isometric exercise induces analgesia and reduces inhibition in patellar tendinopathy. *Br J Sports Med* 49: 1277–1283.

46. Vanore J et al. (2010) The diagnosis and treatment of heel pain: a clinical practice guideline–revision. *J of Foot and Ankle Surgery* 49(3): S1–S19.

47. Couppe C, Svensson RB, Silbernagel KG, Langberg H, Magnusson SP (2015) Eccentric or concentric exercises for the treatment of tendinopathies? *J Orthop Sports Phys Ther* 45(11): 853–863.

48. O'Neill S, Watson PJ, Barry S (2015) Why are eccentric exercises effective for Achilles tendinopathy? *Int J Sports Phys Ther* 10(4): 552–562.

49. Tompra N, van Dieen JH, Coppieters MW (2016) Central pain processing is altered in people with Achilles tendinopathy. *Br J Sports Med* 50(16): 1004–1007.

50. Benjamin M (2002) Tendons are dynamic structures that respond to changes in exercise levels. *Scand J Med Sci Sports* 12: 63–64.

51. Langberg H, Skovgaard D, Asp S et al. (2000) Time pattern of exercise-induced changes in Type I collagen turnover after prolonged endurance exercise in humans. *Calcif Tissue Int* 67: 41–44.

52. Alfredson H, Cook J (2007) A treatment algorithm for managing Achilles tendinopathy: new treatment options. *Br J Sports Med* 41: 211–216.

53. Roos EM, Engstrom M, Lagerquist A, Soderberg B (2004) Clinical improvement after 6 weeks of eccentric exercise in patients with mid-portion Achilles tendinopathy—a randomized trial with 1-year follow-up. *Scand J Med Sci Sports* 14: 286–295.

54. Alfredson H, Ohberg L (2005) Sclerosing injections to areas of neo-vascularisation reduce pain in chronic Achilles tendinopathy: a double-blind randomised controlled trial. *Knee Surg Sports Traumatol Arthrosc* 13: 334–338.

55. Rompe JD, Furia JP, Maffulli N (2008) Mid-portion Achilles tendinopathy—current options for treatment. *Disabil Rehabil* 30: 1666–1676.

56. Kubo K, Akima H, Ushiyama J et al. (2004) Effects of 20 days of bed rest on the viscoelastic properties of tendon structures in lower limb muscles. *Br J Sports Med* 38: 324–330.

57. Uchida H, Tohyama H, Nagashima K et al. (2005) Stress deprivation simultaneously induces over-expression of interleukin-1beta, tumor necrosis factor-alpha, and transforming growth factor-beta in fibroblasts and mechanical deterioration of the tissue in the patellar tendon. *J Biomech* 38: 791–798.

58. Jonsson P, Cook J, Alfredson H (2008) New regimen for eccentric calf muscle training in patients with chronic insertional Achilles tendinopathy: results of a pilot-study. *Br J Sports Med* 42: 746–749.

59. Cook J (2010) Funky treatments in elite sports people: do they just buy rehabilitation time? *Br J Sports Med* 44: 221.

60. Visnes H, Hoksrud A, Cook J, Bahr R (2005) No effect of eccentric training on jumpers knee in volleyball players during the competitive season: a randomised clinical trial. *Clinical Journal of Sports Medicine* 15(4): 227–234.

61. Joyce D, Lewindon D (2016) *Sports Injury Prevention and Rehabilitation: Integrating Medicine and Science for Performance Solutions*. Abingdon and New York: Routledge.

62. Benjamin M, Moriggl B, Brenner E et al. (2004) The "enthesis organ" concept. *Arthr Rheum* 50: 3306–3313.

63. Benjamin M, Ralphs JR (1998) Fibrocartilage in tendons and ligaments—an adaption to compressive load. *J Anat* 193: 481–494.

64. Almekinders LC, Weinhold PS, Maffulli N (2003) Compression etiology in tendinopathy. *Clin Sports Med* 22: 703–710.

65. Rio E, Kidgell D, Moseley GL, Gaida J, Docking S, Purdam C et al. (2016) Tendon neuroplastic training: changing the way we think about tendon rehabilitation: a narrative review. *Br J Sports Med* 50(4): 209–215.

66. Cormack S (2015) Monitoring training load and fatigue. UKSCA annual conference.

67. Brink MS et al. (2010) Monitoring load, recovery, and performance in young elite soccer players. *J Strength Cons Res* 24(3): 597–603.

68. Dockings (2017) Sports Injuries Virtual Conference.

69. Del Buono A, Chan O, Maffulli N (2013) Achilles tendon: functional anatomy and novel emerging models of imaging classification. *International Orthopaedics* 37: 715–721.

70. van Schie HT, De Vos RJ, De Jonge S et al. (2010) Ultrasonographic tissue characterisation of human Achilles tendons: quantification of tendon structure through a novel non-invasive approach. *Br J Sports Med* 44: 1153–1159.

71. Docking SI, Cook J (2016) Pathological tendons maintain sufficient aligned fibrillar structure on ultrasound tissue characterization (UTC). *Scandinavian Journal of Medicine and Science in Sports* 26(6): 675–683.

72. Malliaras P, Cook J (2006) Patellar tendons with normal imaging and pain: change in imaging and pain status over a volleyball season. *Clin J Sports Med* 16: 388–391.

73. Lieberthal K, Cook J, Paterson K, Kiss Z, Bradshaw E (2014) Asymptomatic Achilles tendinopathy in male distance runners. *Journal of Science and Medicine in Sport* 18(1): e1–e2.

74. Kidgell D, Rio E, Purdam C et al (2015) Isometric exercise induces analgesia and reduces inhibition in patellar tendinopathy. *Br J Sports Med* 49: 1277–1283.

75. Goodwill AM, Pearce AJ, Kidgell DJ (2012) Corticomotor plasticity following unilateral strength training. *Muscle Nerve* 46: 384–393.

76. Purdam C (2017) [video] Return to competition in the athlete with tendinopathy.

77. O'Neill S (2016) Physio Edge Podcast, Episode 42, Treatment of Plantaris & Achilles Tendinopathy.

78. O'Neill S (2016) Treatment of Plantaris and Achilles Tendinopathy.

作者简介

保拉·克莱顿（Paula Clayton）曾于 2003 年至 2014 年在英国体育与竞技学院担任高级物理治疗师。作为运动保障团队的一员，她曾多次随英国国家田径队参加奥运会（2004 年雅典奥运会、2008 年北京奥运会和 2012 年伦敦奥运会）、世界锦标赛、欧洲锦标赛和英联邦运动会。

译者简介

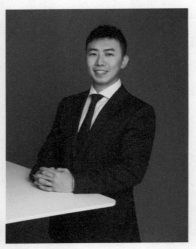

　　王昊毕业于北京体育大学运动康复专业，2012 年赴德国留学，后取得德国法兰克福大学运动康复（MTT）硕士学位，现就职于德国斯图加特大学并攻读运动康复博士学位。王昊自 2014 年致力于体态康复理念与技术的传播和推广，并已开展超过百场线下培训。此外，王昊曾担任德国 PTZ 康复中心治疗师、电视节目《挑战不可能》的幕后技术专家、随心瑜平台官方合作导师、龙脊康医疗特邀导师及邱源瑜伽理疗学校特邀导师。